Fisioterapia nas Lesões do ESPORTE

REABILITAÇÃO FISIOTERAPIA

Outros livros de interesse

A Ciência e a Arte de Ler Artigos Científicos – *Braulio Luna Filho*
A Neurologia que Todo Médico Deve Saber 2ª ed. – *Nitrini*
A Questão Ética e a Saúde Humana – *Segre*
As Lembranças que não se Apagam – *Wilson Luiz Sanvito*
Biomecânica - Noções Gerais – *Settineri*
Coluna: Ponto e Vírgula 7ª ed. – *Goldenberg*
Com Licença, Posso Entrar? – *Ana Catargo*
Condutas no Paciente Grave 3ª ed. (vol. I com CD e vol. II) – *Knobel*
Cuidados Paliativos – Diretrizes, Humanização e Alívio de Sintomas – *Franklin Santana*
Cuidados Paliativos - Discutindo a Vida, a Morte e o Morrer – *Franklin Santana* Santos
Cuidando de Quem já Cuidou – Miram *Ikeda* Ribeiro
Dermatologia Estética - Revista e Ampliada 2ª ed. – *Maria Paulina* Villarejo Kede
Drenagem Linfática Manual - Método Dr. Vodder – *Carlos* Alberto Alves *Gusmão* da Fonseca
Epidemiologia 2ª ed. – *Medronho*
Ergometria - Ergoespirometria, Cintilografia e Ecocardiografia de Esforço 2ª ed. – Ricardo *Vivacqua* Cardoso Costa
Estética Facial Essencial – Priscila Cardoso *Dal Gobbo*
Estimulação de Criança Especial - Um Guia de Orientação para os Pais de como Estimular a Atividade Neurológica e Motora – *Rodrigues*
Fisiopatologia Clínica do Sistema Nervoso - Fundamentos da Semiologia 2ª ed. – *Doretto*
Fisiopatologia Respiratória – *Carvalho*
Fisioterapia das Demências – *Mayume Radamovic*
Fisioterapia em Cardiologia – Aspectos Práticos – *Pulz Socesp*
Fisioterapia em Pediatria – *Werther Brunow*
Fisioterapia Hospitalar - Avaliação e Planejamento do Tratamento Fisioterapêutico – Fátima Cristina Martorano *Gobbi* e Leny Vieira *Cavalheiro*

Fisioterapia Intensiva – *Cordeiro de Souza*
Fisioterapia em UTI – *George Jerre* Vieira Sarmento
Fisioterapia Pediátrica Hospitalar – *Cíntia Jonsthon*
Gerontologia - a Velhice, o Envelhecimento em Visão Globalizada – *Papaléo*
Manejo em Neurointensivismo – Renato *Terzi* - AMIB
Manual de Medida Articular – *Oliveira Poli*
Miastenia Grave - Convivendo com uma Doença Imprevisível – *Acary* Souza *Bulle* Oliveira e *Beatriz Helena* de Assis de *Pereira*
O Coração Sente, o Corpo Dói - Como Reconhecer, Tratar e Prevenir a Fibromialgia – *Evelin Goldenberg*
Osteoporose Masculina – *Evelin Goldenberg*
Pneumologia e Tisiologia - Uma Abordagem Prática – Gilvan Renato *Muzy de Souza* e Marcus Barreto *Conde*
Pneumologia Pediátrica 2ª ed. – Tatiana *Rozov*
Politica Públicas de Saúde Interação dos Atores Sociais – *Lopes*
Prática em Equoterapia – *Evelin Maluf* Rodrigues Alves
Propedêutica Neurológica Básica 2ª ed. – Wilson Luiz *Sanvito*
Propedêutica Ortopédica - Coluna e Extremidades – *Hoppenfeld*
Psicologia na Fisioterapia – *Fiorelli*
Reabilitação da Mão – *Pardini*
SAFE - Emergências em Fisioterapia – *Penna Guimarães*
Série Terapia Intensiva – *Knobel*
 Vol. 1 - Pneumologia e Fisioterapia Respiratória
Síndromes Neurológicas 2ª ed. – Wilson Luiz *Sanvito*
Sociedade de Medicina do Esporte e do Exercício – Manual de Medicina do Esporte: Do Paciente ao Diagnóstico – Antônio Claudio Lucas da *Nóbrega*
Tratado de Fisioterapia Hospitalar: Assistência Integral ao Paciente – *George Jerry* Vieira Sarmento
Um Guia para o Leitor de Artigos Científicos na Área da Saúde – *Marcopito Santos*
UTI - Muito Além da Técnica... a Humanização e a Arte do Intensivismo – *Costa Orlando*
Ventilação Pulmonar Mecânica em Neonatologia e Pediatria 2ª ed. – *Carvalho*

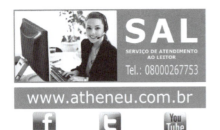

Fisioterapia nas Lesões do ESPORTE

EDITORES

Vera Lúcia dos Santos Alves

Graduada em Fisioterapia pela Universidade Federal de São Carlos (UFSCar). Mestre em Gerontologia pela Pontifícia Universidade Católica de São Paulo (PUC-SP), doutorado e pós-doutorado em Ciências da Saúde pela Faculdade de Ciências Médicas da Santa Casa de São Paulo (FCMSCSP). Responsável pelo Serviço de Fisioterapia do Hospital Santa Isabel – Unidade Veridiana, diretora da Unidade de Reabilitação Global, coordenadora do Curso de Especialização *lato sensu* em Fisioterapia nas Afecções da Coluna da FCMSCSP, coordenadora do Departamento de Fisioterapia Respiratória da Sociedade Brasileira de Asmáticos, diretora executiva do Departamento de Fisioterapia da Sociedade de Cardiologia do Estado de São Paulo. Especialista em Gestão em Saúde pela Fundação Getúlio Vargas (FGV) e coordenadora do Instituto de Pesquisa Clínica da Santa Casa de São Paulo.

Aires Duarte Júnior

Graduado em Medicina pela Faculdade de Ciências Médicas da Santa Casa de São Paulo (FCMSCSP). Chefe do Grupo de Traumatologia Esportiva da Irmandade da Santa Casa de Misericórdia de São Paulo (ISCMSP), chefe do Grupo de Joelho do Grupo Ortocity Serviços Médicos, responsável pela traumatologia esportiva do Ortocity Serviços Médicos e diretor do Ortocity Serviços Médicos.

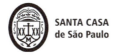

EDITORA ATHENEU

São Paulo	Rua Jesuíno Pascoal, 30 Tel.: (11) 2858-8750 Fax: (11) 2858-8766 E-mail: atheneu@atheneu.com.br
Rio de Janeiro	Rua Bambina, 74 Tel.: (21) 3094-1295 Fax: (21) 3094-1284 E-mail: atheneu@atheneu.com.br
Belo Horizonte	Rua Domingos Vieira, 319, conj. 1.104

PRODUÇÃO EDITORIAL: Sandra Regina Santana
CAPA: Equipe Atheneu

Dados Internacionais de Catalogação na Publicação (CIP)
(Câmara Brasileira do Livro, SP, Brasil)

Fisioterapia nas lesões do esporte / editores Vera Lúcia dos Santos Alves, Aires Duarte Júnior. -- São Paulo : Editora Atheneu, 2014.

Vários colaboradores.
Bibliografia.
ISBN 978-85-388-0505-2

1. Coluna vertebral - Doenças 2. Coluna vertebral - Doenças - Tratamento 3. Dores lombares 4. Fisioterapia 5. Medicina esportiva I. Alves, Vera Lúcia dos Santos. II. Duarte Júnior, Aires.

14-02851
CDD-616.73062
NLM-WB 460

Índices para catálogo sistemático:

1. Coluna vertebral : Doenças : Fisioterapia : Medicina 616.73062
2. Fisioterapia : Coluna vertebral : Doenças : Medicina 616.73062

ALVES; V. L. S.; DUARTE JÚNIOR, A.
Fisioterapia nas Lesões do Esporte

©Direitos reservados à Editora ATHENEU — São Paulo, Rio de Janeiro, Belo Horizonte, 2014

Colaboradores

Alexandre Dias Lopes

Professor dos Programas de Mestrado e Doutorado em Fisioterapia da Universidade Cidade de São Paulo (Unicid). Graduado em Fisioterapia com Especializações em Fisioterapia Ortopédica e Fisioterapia Esportiva pela Universidade Federal de São Paulo (Unifesp). Mestrado em Reabilitação pela Unifesp e doutorado em Biodinâmica do Movimento Humano pela Universidade de São Paulo (USP). Pós-doutorando no *Spaulding National Running Center* (Universidade de Harvard).

Alberto Carnieto Júnior

Graduado em Medicina pela Universidade Estadual de Londrina (UEL). Doutorado em Cardiologia pelo Instituto do Coração da Faculdade de Medicina da Universidade de São Paulo (InCor-FMUSP). Médico e preceptor de estágio do Hospital Beneficência Portuguesa/SP, docente e médico na Faculdade de Ciências Médicas da Santa Casa de São Paulo (FCMSCSP).

Ana Paula Simões Silva

Mestre em Ortopedia e Traumatologia pela Irmandade da Santa Casa de Misericórdia de São Paulo (ISCMSP). Especialista em Medicina e Cirurgia do Tornozelo e Pé. Médica-assistente do Grupo de Traumatologia do Esporte da ISCMSP. Membro e delegada regional do Comitê de Traumatologia Esportiva (ABTD).

Camila Quaglio Bertini

Graduada em Fisioterapia pela Universidade Federal de São Carlos (UFSCar) e mestre em Clínica Médica pela Faculdade de Medicina de Ribeirão Preto da Universidade de São Paulo (FMRP-USP). Fisioterapeuta do Hospital das Clínicas da FMRP, supervisora do estágio de graduação em Fisioterapia Aplicada à Cardiologia Clínica e Cirúrgica do curso de Fisioterapia da FMRP-USP.

Claudio Cotter

Graduado em Fisioterapia pela Universidade Cidade de São Paulo (Unicid). Especialista em RPG. Formação no Método Força Dinâmica. Ex-fisioterapeuta da Seleção Brasileira Feminina de Futebol (CBF). Fisioterapeuta-assistente da Confederação Brasileira Macabi.

Claudio Gomes

Graduado em Medicina pela Faculdade de Ciências Médicas da Santa Casa de São Paulo (FCMSCSP). Atualmente é diretor da área de Fisiatria e Reabilitação da Irmandade da Santa Casa de Misericórdia de São Paulo (ISCMSP) e professor instrutor da FCMSCSP.

Claudio Keigo Corrêa

Formado em Fisioterapia/SP e pós-graduado em Aparelho Locomotor no Esporte/SP. Especialista em Quiropraxia, Terapia Manual no Esporte, Bandagem Funcional, Auriculoterapia e Treinamento Funcional. Coordenador do Fisiofitness e Grupo Osteofit do Levitas, Centro de Bem-Estar e Fisioterapia.

David Homsi

Graduado em Fisioterapia pela Universidade de Ribeirão Preto. Especialista em Fisioterapia Musculoesquelética pelas Faculdades Metropolitanas Unidas (FMU). Sócio-Proprietário da David Homsi Fisioterapia Esportiva. Coordenador do Curso de Pós-Graduação em Fisioterapia Esportiva – Ibramed-SP.

Fabíola Pereira Rebouças

Fisioterapeuta, mestre em Ciências pela Universidade Federal de São Paulo (Unifesp, Campus Baixada Santista), especialista em Fisioterapia Respiratória pela Irmandade da Santa Casa de Misericórdia de São Paulo (ISCMSP). Graduada em Fisioterapia pela Universidade Católica de Santos. Docente e supervisora de Estágio em Unidade de Terapia Intensiva do Curso de Fisioterapia da Universidade Paulista (Unip). Fisioterapeuta colaboradora do Departamento de Neurologia da Faculdade de Medicina da Universidade Metropolitana de Santos (Unimes). Revisora de Periódicos da Revista Neurociências.

Fabricio Rapello Araújo

Graduado em Fisioterapia na Universidade Católica de Santos. Mestre em Ciências da Saúde pela Universidade Federal de São Paulo (Unifesp). Especialista em Fisioterapia Neuromusculoesquelética na Irmandade da Santa Casa de Misericórdia de São Paulo (ISCMSP). Fisioterapeuta Proprietário do Centro Santista de Fisioterapia (Cesafis), da Confederação Brasileira de Handebol (CBHb), das Seleções Brasileiras Masculina e Feminina de Handebol de Areia e do Grupo de Capoeira Equilíbrio. Professor do Curso de Especialização em Fisioterapia nas Afecções da Coluna Vertebral da Faculdade de Ciências Médicas da Santa Casa de São Paulo (FCMSCSP) e do Curso de Especialização em Fisioterapia Tráumato-Ortopédica da Faculdade Integrada de Patos/PB.

Felipe Summa

Fisioterapeuta especialista em O Aparelho Locomotor no Esporte pelo Centro de Traumatologia do Esporte da Universidade Federal de São Paulo (CETE/Unifesp). Sócio-diretor do portal Fisioesporte (www.fisioesporte.com.br) e atuante como fisioterapeuta nos Eventos Brasil Open de Tênis 2012/2013.

Felipe Tadiello

Graduado em Fisioterapia pela Universidade do Grande ABC (UniABC) e especialista em O Aparelho Locomotor no Esporte pela Universidade Federal de São Paulo (Unifesp). Sócio-fundador da Sociedade Nacional de Fisioterapia Esportiva.

Glauber Alvarenga

Fisioterapeuta especialista em Reabilitação Musculoesquelética pela Irmandade da Santa Casa de Misericórdia de São Paulo (ISCMSP). Aprimoramento em Reabilitação de Joelho e Quadril pela ISCMSP. Professor do curso de Fisioterapia das Faculdades Metropolitanas Unidas (FMU).

Gustavo Fogolin

Fisioterapeuta especialista em Disfunções Musculoesqueléticas pela Universidade São Judas Tadeu (USJT). Pesquisador colaborador da Unidade de Epidemiologia Clínica do Instituto do Coração do Hospital das Clínicas da Faculdade de Medicina da Universidade de São Paulo (InCor/HCFMUSP) na área de Medicina Baseada em Evidências.

Leandro Lazzareschi

Graduado em Educação Física pela Universidade de Mogi das Cruzes e em Fisioterapia pela Universidade Bandeirante de São Paulo. Mestre em Ciências da Saúde pela Universidade Cruzeiro do Sul e doutorando em Engenharia Biomédica pela Universidade de Mogi das Cruzes. Professor da Universidade Cruzeiro do Sul, Universidade de Mogi das Cruzes e Universidade Ibirapuera, coordenador MBA em Administração e Gestão em Saúde da Universidade Cruzeiro do Sul.

Leonardo Augusto Troccoli de Medeiros

Especialista em Biomecânica pela Universidade Federal do Rio de Janeiro (UFRJ). Fisioterapeuta da Equipe de Natação do Fluminense Football Club. Fisioterapeuta da Confederação Brasileira de Desportos Aquáticos (CBDA). Fisioterapeuta do Comitê Olímpico Brasileiro (COB). Presidente da Sociedade Nacional de Fisioterapia (Sonafe/RJ).

Luciana Maria Malosá Sampaio

Graduada em Fisioterapia pela Universidade Federal de São Carlos (UFSCar), mestre em Ciências Fisiológicas pela UFSCar e doutora em Ciências Fisiológicas pela UFSCar. Professora da Universidade Nove de Julho (Uninove), São Paulo, e professora orientadora do Programa de Mestrado e Doutorado em Ciências da Reabilitação da Uninove.

Luiz Carlos Hespanhol Junior

Pesquisador júnior do Instituto EMGO no Departamento de Saúde Pública e Ocupacional da VU University Medical Center (VUmc), Amsterdã, Holanda. Doutorando em Saúde Pública e Ocupacional pela VUmc e pesquisador colaborador do Grupo de Pesquisa São Paulo Running Injury Group. Mestre em Fisioterapia pelo Programa de Mestrado e Doutorado em Fisioterapia da Universidade Cidade de São Paulo (Unicid). Graduado pela Universidade Metodista de São Paulo (Umesp), São Bernardo do Campo, e especialista em Reeducação Funcional da Postura e do Movimento pelo Hospital das Clínicas da Faculdade de Medicina da Universidade de São Paulo (HCFMUSP) e em Acupuntura pela Associação Brasileira de Acupuntura (ABA).

Marcos Vaz de Lima

Graduado em Medicina pela Faculdade de Ciências Médicas de Santos da Fundação Lusíada Celus. Especialista em Ortopedia e Traumatologia e em Cirurgia da Coluna Vertebral pela Irmandade da Santa Casa de Misericórdia de São Paulo (ISCMSP). Mestre e doutorando pela Faculdade de Ciências Médicas da Santa Casa de São Paulo e médico do Grupo de Traumatologia do Esporte do Departamento de Ortopedia e Traumatologia da ISCMSP.

Paulo Kertzman

Médico do Grupo de Trauma do Esporte da Irmandade da Santa Casa de Misericórdia de São Paulo (ISCMSP) e presidente da Sociedade Brasileira de Tratamento por Ondas de Choque.

Pedro Baches Jorge

Graduado em Medicina pela Faculdade de Ciências Médicas da Santa Casa de São Paulo (FCMSCSP) e residência médica em Ortopedia e Traumatologia pela FCMSCSP. Médico do Hospital Sírio-Libanês.

Ricardo Hisayoshi Takahashi

Fisioterapeuta especializado em O Aparelho Locomotor no Esporte pelo Centro de Traumatologia do Esporte da Universidade Federal de São Paulo (CETE/Unifesp). Fisioterapeuta especializado em Acupuntura Energética e Medicina Tradicional Chinesa pelo Centro de Estudos de Acupuntura e Terapias Alternativas (Ceata). Fisioterapeuta do Time Brasil – COB: membro da equipe de fisioterapeutas dos XXX Jogos Olímpicos de Londres. Fisioterapeuta da Seleção Feminina de Tênis – *Fed Cup*. Sócio-diretor do portal www.fisioesporte.com.br.

Rodrigo Sousa Nilo de Araújo Aguiar

Graduado em Fisioterapia pelo Centro Universitário de Itajubá (Universitas). Pós-graduado em O Aparelho Locomotor no Esporte pela Universidade Federal de São Paulo (Unifesp) e mestrando em Engenharia Biomédica pela Universidade Mogi das Cruzes – OMEC. Docente Universitário pela Universidade Mogi das Cruzes – OMEC.

Santiago Munhos

Graduado em Fisioterapia pelo Centro Universitário das Faculdades Metropolitanas Unidas (FMU). Mestrando em Ciências da Saúde pela Faculdade de Ciências Médicas da Santa Casa de São Paulo (FCMSCSP).

Dedicatória

Esta obra é dedicada a todos os profissionais de saúde que buscam o atendimento de excelência ao paciente com lesões do esporte.

Prefácio

O convite para escrever o prefácio deste livro me deixou muito honrado. A satisfação deve-se ao fato de eu ter acompanhado ao longo de meus anos de carreira a evolução do tratamento das lesões relacionadas ao esporte.

Na atualidade, a prática esportiva tem passado de atividade regular a profissão, de bem-estar a ideação de heróis que transpõem marcos físicos e passam a sofrer com maior frequência dos malefícios dos extremos na tentativa de ultrapassar limites.

A evolução das modalidades trouxe ao ambulatório de ortopedia e traumatologia uma grande variedade de afecções, mas também a efetividade do conceito de que a prática esportiva pode melhorar a qualidade de vida de diversas condições clínicas agudas ou crônicas.

O exercício está consagrado como etapa importante de nossa rotina diária, por isso precisamos de um livro como este, que compila as possíveis alterações relacionadas a cada modalidade. Assim, ao ler os capítulos, a especificidade de cada inserção, com a visão generalista de todos os autores, mostra o quanto as pesquisas evoluíram na área, substituindo o empirismo que cercava o assunto.

Cada vez mais contamos com profissionais com competências e habilidades para o atendimento interdisciplinar dos atletas e temos a responsabilidade de estarmos inseridos em uma instituição que hoje é referência também nesse atendimento, contando com um grupo completo de medicina esportiva, podendo visualizar o esportista como um todo.

Este livro vem para acrescentar em direção a esse aprendizado.

Prof. Dr. Osmar Avanzi
Diretor do Departamento de Ortopedia e Traumatologia da Santa Casa de São Paulo
Professor Titular da Faculdade de Ciências Médicas da Santa Casa de São Paulo

Apresentação

Esta obra foi elaborada com o intuito de fornecer, aos profissionais da área de saúde, conhecimentos atualizados e informações de qualidade sobre o atendimento ao indivíduo atleta da prevenção à reabilitação.

O alcance desse objetivo só foi possível graças à experiência assistencial e científica de cada um dos colaboradores.

Contempla 15 capítulos, os quais foram escritos por 24 colaboradores, profissionais capacitados e com larga experiência na área específica.

Gostaríamos de agradecer a todos os colaboradores deste livro, aos dirigentes da nossa Instituição e a todos os profissionais que foram e são responsáveis pelo nosso constante aprimoramento, sem os quais não seria possível a concretização desta obra.

Vera Lúcia dos Santos Alves
Aires Duarte Júnior

Sumário

1. **Avaliação Ortopédica do Atleta, 1**
   Aires Duarte Júnior
   Marcos Vaz de Lima

2. **Avaliação Cardiológica, 9**
   Alberto Carnieto Júnior
   Luciana Maria Malosá Sampaio

3. **Avaliação Fisioterápica no Esporte, 19**
   Glauber Alvarenga
   Gustavo Fogolin
   Santiago Munhos

4. **A Cartilagem Articular, seu Desgaste e Tratamento Clínico em Atletas, 25**
   Pedro Baches Jorge

5. **Futebol, 33**
   Ana Paula Simões Silva
   Claudio Cotter

6. ***Triathlon*: o Esporte e suas Lesões, 37**
   David Homsi

7. **Fisioterapia no Tênis, 45**
   Felipe Summa
   Ricardo Hisayoshi Takahashi

8. **Natação, 63**
   Fabricio Rapello Araújo
   Leonardo Augusto Troccoli de Medeiros

9. **Voleibol, 73**
   Claudio Keigo Corrêa
   Leandro Lazzareschi
   Rodrigo Sousa Nilo de Araújo Aguiar

10. **Atletismo – Lesões na Corrida, 81**
    Alexandre Dias Lopes
    Luiz Carlos Hespanhol Junior

11. **Basquetebol, 91**
    Felipe Tadiello

12. **Capoeira, 101**
    Fabricio Rapello Araújo
    Fabíola Pereira Rebouças

13. **Terapia por Ondas de Choque e com Plasma Rico em Plaquetas, 113**
    Paulo Kertzman

14. **Células-Tronco e Exercício, 119**
    Camila Quaglio Bertini
    Vera Lúcia dos Santos Alves

15. **Tratamento Interdisciplinar, 125**
    Claudio Gomes
    Vera Lúcia dos Santos Alves

Índice Remissivo, 129

Capítulo 1

Avaliação Ortopédica do Atleta

Aires Duarte Júnior
Marcos Vaz de Lima

A avaliação médica de qualquer paciente, assim como do atleta, inclui inicialmente a anamnese e o exame físico geral[1-3]. Somente após essas etapas rigorosamente cumpridas, o exame físico específico é iniciado. Neste capítulo trataremos exclusivamente da avaliação ortopédica.

Exame físico é o ato de observar, palpar, cheirar, ouvir, sentir, enfim, utilizar os cinco sentidos a fim de encontrar provas objetivas de alterações do funcionamento do corpo, os chamados sinais e sintomas[4]. Isso permitirá elaborar uma hipótese diagnóstica e direcionar o melhor tratamento possível. Eventualmente, exames subsidiários serão necessários para a comprovação de uma hipótese, porém em nenhuma circunstância eles devem substituir ou até ser mais valorizados do que a avaliação clínica. É fato comum não haver correlação de alterações desses exames com o quadro clínico do paciente. Por exemplo, há estudos que evidenciam que cerca de 80% dos atletas apresentam alterações degenerativas discais na coluna no exame de ressonância nuclear magnética[5], porém a prevalência de lombalgia nesse mesmo grupo não chega à metade disso.

O exame físico ortopédico (EFO) pode ser dividido da seguinte forma[6]:
- Inspeção estática;
- Inspeção dinâmica;
- Palpação;
- Mensurações;
- Pesquisa das mobilidades passiva e ativa;
- Manobras especiais.

INSPEÇÃO ESTÁTICA

O paciente deve despir-se, mantendo no máximo as peças íntimas, com o cuidado de evitar situações constrangedoras, devendo sempre uma enfermeira ou familiar estar presente nesse momento.

O paciente será observado inicialmente na posição ortostática, se possível, de todas as perspectivas (frente, costas e perfil), identificando-se lesões externas, assimetrias, deformidades, posições viciosas etc. A mesma etapa também deve ser realizada em decúbitos dorsal horizontal, ventral e lateral.

INSPEÇÃO DINÂMICA

Nessa fase deve-se observar a movimentação dos segmentos corporais, tanto do esqueleto axial (coluna) quanto do apendicular (membros superiores e inferiores), e se limitações de amplitude ou assimetrias estão presentes.

A análise da marcha também é realizada nesse momento. Sucintamente, é dividida em duas etapas: 1) fase de carga, na qual o membro inferior envolvido absorve uma carga que soma o peso corporal e mais uma quantidade variável de acordo com o padrão da marcha (por exemplo, na corrida essa carga é maior do que na caminhada); e 2) fase de balanço, na qual o membro contralateral utiliza a musculatura para equilibrar o corpo com a gravidade, principalmente o quadríceps, porém sem o impacto do peso corporal no solo. Na sequência os membros invertem as fases, e assim progressivamente. Essa etapa é de extrema importância na avaliação do atleta, sendo ideal a observação da corrida ou do ato esportivo no campo, na quadra ou na pista, a fim de identificar com maior acurácia o local da dor ou da limitação.

Claudicação é qualquer alteração da marcha normal. Existem vários tipos, como a antálgica, em que a fase de balanço é mais longa no lado afetado, ou a atáxica, na qual há uma ampliação da distância entre os pés.

PALPAÇÃO

Essa fase é uma das mais importantes, pelo fato de proporcionar grande quantidade de informações. Ela pode identificar, de forma subjetiva, pontos de dor, presentes ou causados pelo toque, e alterações de sensibilidade. Também aponta, de forma objetiva, alterações de temperatura, volume, consistência, crepitações, ressaltos, estalidos, tônus muscular, alteração de pulsos arteriais, entre outros.

Em cada segmento do corpo é possível identificar pontos anatômicos superficiais e profundos, de origem óssea, cartilaginosa, muscular, vascular, nervosa, além de gânglios e glândulas, que podem apresentar essas alterações.

A palpação minuciosa, em muitos casos, praticamente aponta a fonte da dor, facilitando, portanto, o diagnóstico. Por exemplo, podem-se facilmente identificar os processos espinhosos da coluna vertebral. Entre eles existem ligamentos interespinhosos, e a dor à palpação nessa região indica presença de processo inflamatório no local, causa mais comum de lombalgia aguda no atleta, que dispensaria a realização de exames complementares de imagem.

MENSURAÇÕES

A mensuração de um membro deve ser realizada, sempre que possível, de forma comparativa ao membro contralateral saudável e em pontos facilmente localizáveis, para evitar falsos resultados.

A mensuração circunferencial é mais utilizada na avaliação de um atleta, por se tratar de um indicador indireto da função muscular de determinado membro. Pode ser realizada no braço, antebraço, coxa e perna. Também é de grande utilidade no processo evolutivo de uma afecção ortopédica. Por exemplo, na lesão do ligamento cruzado anterior sempre há uma atrofia do quadríceps mesmo antes de um eventual tratamento cirúrgico (Fig. 1.1). Nesses casos a fisioterapia para fortalecimento desse grupo muscular deve ser iniciada antes mesmo da cirurgia, e durante o pós-operatório essa mensuração em comparação ao membro são é fundamental para a liberação de retorno à prática do esporte. Devemos nos atentar nos atletas que praticam esportes nos quais os membros são exigidos de forma diferente, como no caso dos antebraços do tenista ou das coxas dos jogadores de futebol, em que diferenças de circunferência são esperadas mesmo nos atletas sem lesões.

A mensuração longitudinal afere possíveis dismetrias entre os membros, mediante a constatação de diferença de comprimento entre acidentes ósseos utilizados como referências. Um exemplo são as distâncias entre a espinha ilíaca anterossuperior e o maléolo tibial dos dois membros, que fisiologicamente tendem a ser iguais, mas na presença de algum distúrbio do crescimento no jovem atleta com potencial de crescimento podem ser diferentes e, nesse caso, a principal suspeita é a lesão da placa fisária no joelho.

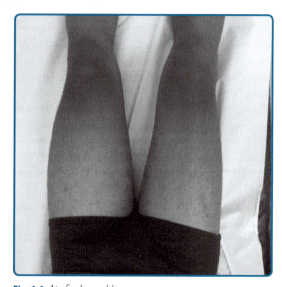

Fig. 1.1. Atrofia de quadríceps.

PESQUISA DAS MOBILIDADES PASSIVA E ATIVA

A mobilidade passiva de uma articulação é a aferição da amplitude de movimento (ADM) sem a influência ativa da musculatura que atua nesse segmento. Movimentos básicos (mais importantes) para cada articulação e seus valores normais foram definidos de acordo com suas particularidades a fim de facilitar essa avaliação. Considera-se a posição anatômica (ereta, pés juntos e mãos com as palmas para a frente) como zero grau, e a partir daí os movimentos básicos de cada articulação são aferidos e comparados, sempre que possível, com o lado oposto normal. Sempre que possível, utiliza-se um goniômetro para aumentar a acurácia da aferição da amplitude articular. Exemplos: no ombro devem-se encontrar as seguintes ADM: flexoextensão variando de 180 a 50 graus, abdução-adução, de 180 a 40 graus e rotação interna e externa, de 80 a 95 graus; no cotovelo, observam-se flexoextensão que vai de 0 a 145 graus e pronossupinação entre 85 e 90 graus, e daí por diante com todas as articulações.

A mobilidade ativa depende da capacidade de contração voluntária de determinado grupo muscular responsável por certo movimento de determinada articulação. Observa-se inicialmente a amplitude de movimento, mas principalmente a força motora da musculatura avaliada, seja em comparação com o lado contralateral, seja com uma avaliação funcional previamente determinada. A mais simples delas divide a força motora em seis graus: 0, quando há ausência de contração; 1, o membro não se move, mas há mínima contração; 2, o movimento ocorre sem vencer a força da gravidade; 3, vence a gravidade, mas sem resistência alguma; 4, com certa resistência, mas sem força total; e 5, normal, quando comparado com o outro membro. Vale ressaltar novamente que muitas vezes no atleta os membros têm forças diferentes pelo fato de exercerem funções distintas naquele esporte, como no caso de arremessadores e tenistas, em que o membro dominante é mais forte. Nesses casos a queixa do paciente de diminuição de força provavelmente será mais valorizada do que o exame físico propriamente.

MANOBRAS ESPECIAIS[7-10]

São atos específicos que em muitos casos têm poder de diagnóstico ou mínimo de determinar alteração franca de função específica. Por exemplo, a acurácia do teste da gaveta anterior para as lesões de ligamento cruzado anterior é muito semelhante ao melhor exame de imagem para esse diagnóstico, a ressonância magnética, tornando essa manobra de simples execução fundamental para a condução de um caso suspeito dessa lesão. Ressalta-se que consideramos fundamental a realização do exame de imagem nesses casos, principalmente pela possibilidade da existência de lesões associadas e também para fins médico-legais.

Para o estudo de cada articulação, são necessárias várias informações e a realização de manobras específicas, por isso exporemos a seguir, de forma resumida, as que consideramos mais importantes para avaliação de lesões comuns no atleta.

Coluna

A avaliação da coluna vertebral se inicia pela inspeção à procura de deformidades no plano frontal (Fig. 1.2) e no plano sagital (hipo/hipercifose ou hipo/hiperlordose). Preconizamos a realização do teste de Adams (Fig. 1.3) para todos os atletas jovens, de simples realização e extremamente sensível na detecção da escoliose idiopática.

A região cervical é uma área frequentemente afetada por trauma de alta energia no esporte, mas ele pode também ocorrer na região toracolombar. Caso o paciente esteja com colar cervical e na maca rígida, o examinador deve mantê-lo em decúbito dorsal horizontal e questionar se há dor local ou alterações de força motora e sensibilidade em qualquer região do corpo. Caso o paciente não esteja acordado ou haja qualquer dúvida quanto à sua consciência, o colar deve ser mantido até a realização de exames de imagem, e a mobilização do tronco deve ser em bloco. Por outro lado, se o paciente não referir dor, nem à palpação suave ou à mobilização cuidadosa do pescoço ou do dorso, o colar e a prancha podem ser retirados. As alterações neurológicas sensitivas e motoras podem indicar injúria medular causada por fratura, lesão ligamentar instável ou hérnia discal traumática.

Nesses casos, o teste do reflexo bulbocavernoso e o da piscadela anal são imperativos para a confirmação da síndrome da cauda equina, a fim de se iniciar o tratamento o mais precocemente possível.

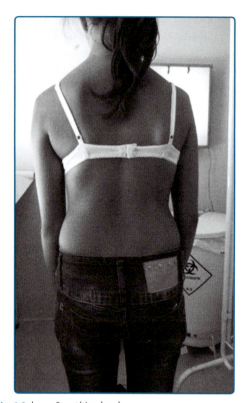

Fig. 1.2. Inspeção estática da coluna.

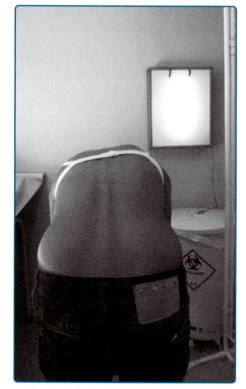

Fig. 1.3. Teste de Adams.

A causa mais comum de dor crônica na coluna de um atleta adulto é a doença degenerativa discal lombar. É fundamental determinar que se trata de uma síndrome mecânica, ou seja, é relacionada ao ato esportivo, piora com a flexoextensão, por meio de mobilização, e também observar se há irritação do nervo ciático, por meio do sinal de Lasègue (Fig. 1.4). O teste de Patrick-Fabere pode indicar alterações nas articulações coxofemorais ou sacroilíacas, permitindo o diagnóstico diferencial.

No atleta jovem a lesão mais comum é a fratura de estresse da *pars interarticularis* de vértebra lombar. Nesses casos o teste de Jackson, que consiste no aparecimento de dor local ao ortostatismo com apoio unipodal e hiperextensão lombar, sugere fortemente a presença dessa patologia.

Ombro e cotovelo

As lesões do ombro do atleta, em sua maioria, se dividem nas lesões traumáticas agudas, que levam à instabilidade glenumeral, e nas lesões por microtraumas de repetição, a síndrome do impacto.

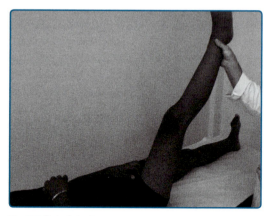

Fig. 1.4. Teste de Lasègue.

Quando há história de luxação prévia, são de extrema importância os testes de estabilidade. O teste da apreensão é positivo quando há sensação de luxação iminente do paciente no momento em que o examinador provoca um movimento do ombro afetado em abdução, rotação externa e extensão, pressionando a região posterior da cabeça do úmero, na tentativa de causar um deslocamento anterior dela, já que a maioria das instabilidades é anterior. Outro teste importante é o do sulco, no qual o examinador traciona o braço do paciente no sentido caudal; caso apareça um sulco na região entre o acrômio e a cabeça do úmero maior de 1 cm, ele é positivo. No teste da gaveta anterior e posterior, o examinador estabiliza a escápula com uma das mãos e com a outra segura a cabeça do úmero e provoca a anteriorização e a posteriorização; caso esse movimento supere em 25% o deslocamento articular, é indicação de uma instabilidade multidirecional, comum nos portadores de hiperelasticidade articular. Por fim, para determinar instabilidade posterior, o teste de Fukuda, no qual o examinador faz adução, flexão e rotação interna passivas do braço, provocando subluxação e dor, é o mais utilizado.

Nos casos de suspeita de síndrome do impacto, ou lesão do manguito rotador, utilizamos os seguintes testes: Neer, manobra passiva na qual se eleva o membro em rotação medial com a escápula estabilizada, provocando dor, devida ao choque do tubérculo maior com o arco acromial; Jobe, elevação do membro com o polegar apontado para baixo, evidenciando o impacto, e quando associada a dor, indicando a lesão do manguito (Fig. 1.5); Patte, rotação lateral com abdução de 90 graus contra resistência, que, quando dolorosa, evidencia lesão do infraespinhal; e Gerber, membro em rotação medial e afastado da região lombar, que, quando doloroso, indica lesão do tendão do músculo subescapular.

Uma alteração comum no cotovelo do atleta é a epicondilite, lateral ou medial, consequente de microtraumas por repetição e caracterizada pela dor à palpação local. Além disso, é muito importante avaliar a estabilidade articular, principalmente a integridade dos ligamentos colaterais medial e lateral. O complexo medial é formado por três feixes – anterior, posterior e transverso –, e para testá-lo deve-se realizar um estresse em valgo com o antebraço em supinação e o cotovelo em extensão. Quatro porções formam o ligamento colateral lateral: radial, ulnar, acessório e anular. A sua integridade deve ser pesquisada com o cotovelo fletido em 15 graus e pronação total do antebraço com estresse em varo. A instabilidade posterolateral do cotovelo pode ser avaliada pelo teste de Pivot-Shift, evidenciando insuficiência do colateral ulnar, componente do complexo ligamentar lateral. Em posição de supinação total do antebraço, partindo de uma posição de flexão parcial para extensão, observa-se a luxação posterolateral.

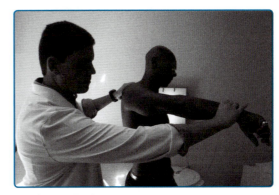

Fig. 1.5. Teste de Jobe.

Quadril e púbis

Uma alteração muito comum no quadril do atleta é o impacto femoroacetabular. O exame físico do quadril na suspeita dessa patologia é basicamente de caráter irritativo, porém muitas vezes é difícil reproduzir a quantidade de carga do ato esportivo, o que pode gerar falsos-negativos. A rotação interna limitada é o sinal mais comum, podendo estar presente bilateralmente mesmo que a queixa atinja apenas um membro. O "*leg roll test*", ato de rolar o membro interna e externamente com o paciente em decúbito dorsal horizontal, causando dor, apesar de pouco sensível, é o teste mais específico. O teste da flexão-adução-rotação interna, ao contrário, é um teste muito sensível, porém pouco específico, já que outras alterações do quadril também podem ser positivas nessa manobra.

A pubalgia, ou osteíte púbica, é muito comum em jogadores de futebol e corredores. A dor na musculatura adutora pode ser evidenciada por meio do teste de flexão-adução-rotação lateral ou da manobra de sensibilização, que deve ser realizada com o paciente em decúbito dorsal, flexão de 70 graus do quadril doloroso, contra resistência à adução ativa do membro e ao mesmo tempo flexão do tronco utilizando a musculatura abdominal. A compressão lateral da pelve em decúbito lateral pode reforçar a hipótese diagnóstica caso evidencie dor na sínfise púbica.

Joelho

O mecanismo do trauma indicará a lesão mais provável. Traumas torcionais sugerem lesões ligamentares ou meniscais, enquanto um trauma direto pode levar a uma fratura ou lesão condral. O estalido na torção aguda está presente em 90% dos casos de lesão do ligamento cruzado anterior (LCA). Na doença crônica pode indicar plica sinovial. O falseio e o derrame articular agudo também indicam, na maioria absoluta das vezes, lesão ligamentar.

O teste de Lachman (Fig. 1.6) é realizado para o diagnóstico de lesão dos ligamentos cruzados. O paciente, em decúbito dorsal, flete o joelho em 30 graus e o examinador realiza movimentos antagônicos segurando a extremidade distal do fêmur com uma das mãos e a região proximal da tíbia com outra. Quando a tíbia se desloca para a frente, o sinal é positivo para lesão do LCA e, quando se desloca para trás, é indicativo de lesão do ligamento cruzado posterior (LCP).

O teste da gaveta anterior (Fig. 1.7) utiliza o mesmo princípio; quando positivo em rotação neutra, é sugestivo de lesão do LCA; quando realizado em rotação interna da tíbia, pode evidenciar lesão do LCP e trato iliotibial; e quando positivo em rotação externa, indica lesão associada das estruturas mediais e posteromediais. O teste do Pivot-Shift indica subluxação anterior do côndilo tibial quando o joelho se aproxima da extensão na presença de lesão do LCA. O teste de estresse em varo/valgo complementa a avaliação de lesões ligamentares, principalmente dos ligamentos colaterais.

No teste de McMurray, realizado com o paciente deitado em posição supina, quadris a 90 graus e joelhos em flexão, as rotações interna e externa da perna provocam dor nas interlinhas lateral e medial e evidenciam lesão meniscal. O teste de Appley é análogo, com o paciente deitado em decúbito ventral e com o mesmo movimento. A simples palpação nas interlinhas articulares pode evidenciar esse tipo de lesão (teste de Smillie). A marcha agachada (de pato) também aponta acometimento meniscal.

A instabilidade patelofemoral pode ser evidenciada por episódios de luxação ou simplesmente por dor crônica local, e o valgo dinâmico é evidência da fraqueza da musculatura estabilizadora do joelho, podendo ser evidenciada por meio da flexão do joelho e apoio unipodal. O teste da apreensão e o da compressão patelar positivos também indicam instabilidade do mecanismo flexoextensor do joelho.

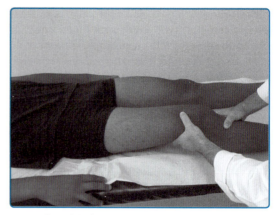

Fig. 1.6. Teste de Lachman.

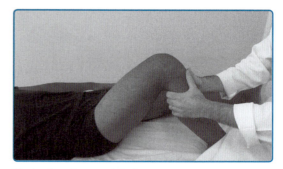

Fig. 1.7. Teste de gaveta do joelho.

Tornozelo e pé

Uma lesão aguda muito comum no atleta é a do tendão calcâneo. Para avaliar a sua integridade, deve-se realizar o teste de Thompson, que consiste em compressão manual da massa muscular da panturrilha, que produz encurtamento dela, traduzido em flexão plantar caso o tendão esteja íntegro, significando positividade do teste. No caso de não ocorrer o movimento, o teste é negativo, evidenciando lesão do tríceps. A mensuração da ADM da articulação talocrural evidencia encurtamento do tríceps sural e tendão calcâneo, caso a dorsiflexão seja menor de 90 graus.

A entorse do tornozelo é outra lesão extremamente frequente em esportistas, associada à lesão ligamentar e à instabilidade crônica, e pode levar a dor e incapacidade funcional na prática esportiva. A integridade dos ligamentos pode ser avaliada de diversas maneiras. O teste da gaveta anterior (Fig. 1.8) evidencia a função do ligamento talofibular anterior e da porção anterolateral da cápsula articular, pela presença da anteriorização do pé em relação à tíbia, e ainda pode criar uma zona de depressão na face anterolateral do tornozelo, nomeado como sinal do vácuo, resultante da pressão negativa articular formada pela manobra. As manobras de estresse em varo/valgo (Fig. 1.9) do tornozelo também evidenciam, respectivamente, instabilidades lateral e medial, devendo sempre ser comparadas ao membro contralateral.

A fascite plantar é outra lesão crônica comum nesses pacientes, principalmente em corredores. Realizando hiperextensão dos dedos, podem-se identificar pontos dolorosos nas suas inserções proximal (calcaneana) e distal (cabeça dos metatarsos).

A prova da ponta dos pés evidencia integridade dos tendões calcâneo e tibial posterior e avalia mobilidade da subtalar. Em apoio bipodálico o paciente inicia o movimento e observa-se a progressiva variação dos retropés. Na manobra unipodal a incapacidade pode ficar mais evidente. A varização do retropé para avaliação da subtalar ainda pode ser observada na hiperextensão passiva do hálux (teste de Jack) e na rotação lateral passiva da perna.

O pé cavo varo flexível pode ser avaliado pelo teste dos blocos de Coleman. Realizado em três tempos, diferencia a origem da deformidade e permite seu tratamento preciso.

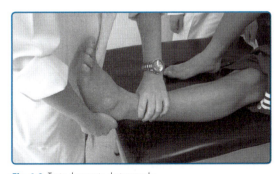

Fig. 1.8. Teste de gaveta do tornozelo.

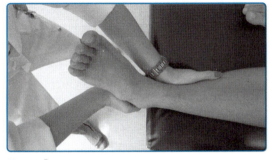

Fig. 1.9. Estresse em varo.

O sinal dos muitos dedos (*too many toes*) indica a abdução exagerada do antepé quando os arcos laterais são visíveis na perspectiva posterior do pé. Esta é comumente relacionada com insuficiência do tibial posterior, que leva ao pé plano adquirido do adulto.

O hálux valgo pode ser avaliado com o teste de McBride, que evidencia o grau de retração das estruturas laterais por meio da manobra de variação da articulação envolvida, ou pelo teste de hipermobilidade do primeiro raio, quando se observa a ADM dele com a fixação dos raios restantes pelo examinador.

O sinal de Mulder consiste na compressão laterolateral do antepé e, quando causa dor ou parestesia nos dedos, evidencia processo inflamatório local, mais comumente o neuroma de Morton.

A gaveta metatarsofalângica evidencia instabilidade nessa articulação decorrente de trauma ou processo inflamatório crônico.

Para avaliar redutibilidade de dedos em garra, comum em atletas de esportes de impacto no antepé (corredores, por exemplo), utiliza-se a prova de Kelikian-Ducroquet, permitindo determinar se a deformidade é estruturada ou não.

Por meio de movimentos ativos e com resistência, pode-se ainda avaliar de forma objetiva a função dos músculos mais importantes da região, como o tibial anterior, tríceps sural, tibial posterior, fibulares, extensor longo do hálux, flexores do hálux, extensores e flexores dos dedos, lumbricais e interósseos.

Punho e mão

Nessa região a inspeção e a palpação devem ser realizadas de forma minuciosa em virtude do diminuto tamanho das muitas estruturas ali presentes. Após essa etapa, é de extrema importância a avaliação de função das estruturas vasculares e neurológicas.

A mão é irrigada pelas artérias radial e ulnar, que se comunicam por dois arcos, superficial e profundo, e que dão origem às artérias digitais, que irrigam os dedos. O leito ungueal é visto através da unha transparente e apresenta coloração rósea, que pode estar pálido em casos de baixa perfusão ou mais escuro no caso de déficit de retorno venoso. Ele pode ser avaliado por meio da compressão da unha e observação do retorno à coloração normal. A função das artérias é avaliada pelo teste de Allen, no qual se comprimem as artérias radial e ulnar, solicitando ao paciente abrir e fechar a mão várias vezes para aumentar o retorno venoso e, depois, se descomprime uma das artérias para observar o enchimento arterial, repetindo depois para a outra artéria.

Os principais nervos do membro superior são mistos, ou seja, possuem fibras sensitivas e motoras. O plexo braquial origina esses nervos, provenientes das raízes de C5 a T1. Cada raiz corresponde a uma região sensitiva do membro superior e inerva determinados músculos. As regiões de sensibilidade, os dermátomos, apresentam-se da seguinte forma: C5 corresponde à região anterolateral do braço e parte do antebraço; C6, ao polegar; C7, aos dedos indicador e médio; C8, ao quarto e quinto dedos e bordas posterior e medial do braço e antebraço; T1, à região medial do antebraço. O sintoma mais evidente de uma lesão nervosa aguda é a alteração de sensibilidade, hipoestesia ou até anestesia. O choque à percussão no local da lesão é conhecido como sinal de Tinel. Pode haver ainda déficit de força da musculatura correspondente ao nervo atingido. Nesses casos, sempre que possível deve ser realizada a comparação com o membro contralateral.

As raízes cervicais se ramificam e se unem novamente no trajeto do membro superior, e na região do punho/mão existem três nervos principais: mediano, ulnar e radial.

O nervo mediano sensibiliza a palma da mão da metade radial do quarto dedo ao polegar e dorso do segundo, terceiro e a metade do quarto dedos. Inerva os flexores do punho e dedos, exceto o flexor ulnar do carpo e flexores profundos do quarto e quinto dedos e ainda a musculatura tenar. A lesão mais comum do mediano é a compressão ao nível do punho, a síndrome do túnel do carpo. Ela pode ser suspeitada pelo teste de Phalen, no qual os punhos são mantidos em flexão máxima e observam-se parestesia na mão e dor local.

O nervo ulnar é responsável principalmente pela sensibilidade da metade do quarto dedo até a borda ulnar. Inerva o flexor do carpo, flexores profundos do quarto e quinto dedos, interósseos palmares e dorsais e adutor do polegar. Nas lesões desse nervo no punho, observa-se a garra ulnar, caraterizada pela hiperextensão das metacarpofalangeanas e flexão das interfalangeanas proximais do quarto e quinto dedos. A síndrome do canal de Guyon e do túnel Piso-Hamato pode levar a sintomas compressivos desse nervo.

O nervo radial sensibiliza a borda dorsal radial da mão, principalmente a tabaqueira anatômica, e inerva os extensores do punho e dedos, além do abdutor longo do polegar e do supinador do antebraço. A lesão do radial tem como quadro clínico típico a mão caída, por falha dessa musculatura extensora do punho.

REFERÊNCIAS

1. Avanzi O, Camargo OPA, Mercadante MT, et al. Ortopedia e traumatologia: conceitos básicos, diagnóstico e tratamento. 2ª ed. São Paulo: Roca; 2009.
2. Camargo OPA, Santin RAL, Ono NK, et al. Ortopedia e traumatologia: conceitos básicos, diagnóstico tratamento. 1ª ed. São Paulo: Roca; 2004.
3. Barreto JM. Clínica ortopédica: traumatologia do esporte. Rio de Janeiro: Guanabara Koogan; 2005.
4. Cohen M, Abdalla RJ. Lesões nos esportes: diagnóstico, prevenção e tratamento. São Paulo: Revinter; 2003.
5. Filho TEPB, Lech O. Exame físico em ortopedia. 2ª ed. São Paulo: Sarvier; 2002.
6. Lennard TA, Crabtree HM. Spine in sports. Philadelphia: Elsevier; 2005.
7. Hoppenfeld S. Physical examination of the spine and extremities. New York: Appleton-Century-Crofts; 2001.
8. Sanvito WL. Propedêutica neurológica básica. São Paulo: Atheneu; 2000.
9. Starkey C, Ryan JL. Evaluation of orthopedic and athletic injuries. Philadelphia: F.A. Davis Company; 2001.
10. Watkins RG, Willians L, Lin P, et al. Spine in sports. Saint Louis: Mosby; 1996.

Capítulo 2

Avaliação Cardiológica

Alberto Carnieto Júnior
Luciana Maria Malosá Sampaio

INTRODUÇÃO

Atualmente, a prática desportiva vigorosa, seja ela recreacional ou competitivo-profissionalizante, cresce em popularidade e ganha novos adeptos diariamente. A avaliação cardiológica, em atletas profissionais ou amadores, tem como objetivo identificar possíveis doenças cardiovasculares já existentes, prevenir o aparecimento ou o agravamento dessas doenças e identificar determinados indivíduos que possam ser acometidos por desfechos cardiovasculares mais graves, decorrentes de atividades de alto desempenho e/ou competitivas. A identificação precoce de alterações cardíacas patológicas com risco potencial de morte súbita em atletas de alto desempenho é o objetivo maior da avaliação. Embora ainda não exista consenso de como deve ser a triagem cardiovascular nesses desportistas, é prudente valorizar determinados sintomas e achados aos exames complementares.

Há duas principais vertentes que influenciam e orientam o modo da avaliação cardiológica do atleta: uma orientação referendada pela escola europeia e outra pela escola norte-americana. A orientação europeia é mais investigativa na realização de avaliações pré-participação desportiva e no acompanhamento periódico por meio de exames complementares e, portanto, criteriosa e restritiva na liberação da prática do esporte profissionalizante[1], enquanto a orientação norte-americana é menos invasiva na realização de exames, porém não menos criteriosa, mas apresenta menor restrição à liberação dos atletas. Tais controvérsias de orientação levantam dúvidas quanto à eficácia da conduta investigativa na prevenção de cardiopatias e morte súbita e também quanto ao impacto de resultados falso-positivos na avaliação do desportista[2].

Contudo, há consenso entre os estudos de que o treinamento desregrado, excessivo, além dos limites individuais de cada atleta, constitui um componente significativo para o desenvolvimento de cardiopatias[3,4].

AVALIAÇÃO CARDIOVASCULAR PARA O ATLETA

A valorização de sintomas é fundamental na identificação de cardiopatias. É necessário que o atleta tenha consciência em dar prioridade à sua saúde e, secundariamente, à sua atividade desportiva profissionalizante. Na anamnese do esportista, durante sua avaliação inicial ou periódica, deve-se atentar para sintomas de palpitações, sensação de "disparos" do coração, taquicardia em repouso, precordialgia, epigastralgia, pré-síncope, síncope, dispneia em repouso, parestesias no tórax, nos membros superiores, face e mandíbula. Os sintomas podem ocorrer de forma discreta e isoladamente, por exemplo: dispneia em repouso;

ou concomitante e associada, por exemplo: palpitações e parestesias nos membros superiores seguidas de pré-síncope. Nesse segundo exemplo, há maior sintomatologia sugestiva de cardiopatia. Devem-se investigar atentamente os antecedentes pessoais como cianose na infância, síncope ao esforço, sopro cardíaco, febre reumática, hipertensão arterial, tireoidopatia, nefropatia, dislipidemia, entre outros sistemas do organismo; antecedentes familiares de doença cardiovascular prematura (homens com idade menor de 55 anos e mulheres com menos de 65 anos)[5], história de morte súbita, acidente vascular encefálico, infarto agudo do miocárdio e eventos tromboembólicos. O exame físico deve observar principalmente ausculta cardíaca minuciosa, devendo-se aplicar manobras de inspiração e expiração, buscar sopros e alterações das bulhas, realizar ausculta abdominal para identificar sopros abdominais, palpação de pulsos periféricos e medidas pressóricas nos membros superiores (em pé e deitado) e inferiores.

O eletrocardiograma (ECG)

O eletrocardiograma é um exame simples, de baixo custo, não invasivo e de imediata interpretação pelo médico. Entretanto, é um exame que apresenta uma variabilidade muito grande de traçados que corresponde a adaptações fisiológicas, a ser discutido adiante, e nem sempre é factível a identificação de cardiopatias. Alguns traçados eletrocardiográficos podem ser mais explícitos ao revelar uma doença cardíaca, como é o caso da síndrome de Wolff-Parkinson-White, em que se observa a presença da onda delta no eletrocardiograma. Porém, nem sempre é possível ser flagrada a pré-excitação ventricular aos exames de eletrocardiograma, Holter ou teste ergométrico, pois se trata de um evento arrítmico intermitente, isto é, pode estar presente durante um período e ausente em outro momento[6]. Não manifesta características anatômicas ao ecocardiodoppler, pois se trata de uma alteração eletrocardiográfica. Pode ser desencadeada durante o repouso ou esforço. Na grande maioria é um evento elétrico cardíaco assintomático. A prevalência na população geral é baixa (0,3% a 0,4%)[7]. No entanto, atletas que apresentam sintomas no momento arrítmico de pré-excitação ventricular necessitam de avaliação cardiológica específica. Por isso, o relato de sintomas pelo atleta é fundamental no seu diagnóstico. Os sintomas mais referidos são palpitações e dispneia, pré-síncope e síncope. Caso o evento arrítmico se manifeste no momento da realização de esforços vigorosos e competitivos, a arritmia pode se degenerar para outras arritmias malignas, como taquicardia ventricular, fibrilação ventricular e morte. Dentro do grupo da pré-excitação ventricular, a síndrome de Wolff-Parkinson-White (Fig. 2.1) é a que possui pior prognóstico, devendo ser tratada. Ao atleta que apresente o diagnóstico dessa síndrome, é aconselhável interromper a prática de esportes vigorosos e profissionalizantes e seguir para tratamento especializado[8,9].

O teste ergométrico

A principal finalidade do teste ergométrico continua sendo identificar isquemia miocárdica (Fig. 2.2) de causa coronariana obstrutiva (por exemplo: aterosclerótica) ou não obstrutiva (anomalias de coronária e trajeto coronário intramio-

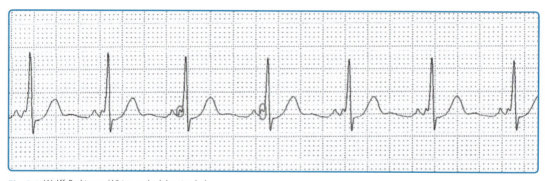

Fig. 2.1. Wolff-Parkinson-White, onda delta circulada.

cárdico) e também arritmias desencadeadas pelo esforço. O teste ergoespirométrico tem a mesma finalidade, entretanto é mais utilizado para avaliações do desempenho cardiopulmonar e prescrição individualizada de exercícios por meio da análise do consumo máximo de oxigênio (VO_2 máximo). Nos atletas, a incidência de coronariopatia obstrutiva aterosclerótica é mais comum após os 35 anos de idade[10]. Durante o teste ergométrico, o aparecimento de arritmias, como extrassístoles atriais e/ou ventriculares isoladas (Fig. 2.3), bigeminismo, trigeminismo e pareadas que aumentam de acordo com o incremento da carga ergométrica, pode ter algum componente patológico a ser investigado. Caso o atleta apresente, concomitante à arritmia, sintomas como palpitações, pré-síncope, precordialgia e parestesias, há maior probabilidade de estar manifestando alguma doença cardíaca subjacente[6,9,11].

O ecocardiodoppler

O ecocardiodoppler poderá ser indicado com a finalidade de avaliar a suspeita de cardiomiopatia dilatada assimétrica, disfunção de valvas cardíacas e cardiopatia congênita, e realizar avaliação das câmaras cardíacas, seja como diagnóstico inicial ou periodicamente para acompanhar a evolução da alteração morfológica. O ecocardiodoppler pode avaliar casos de suspeita de implantação anômala de óstio de coronária, contudo o exame mais detalhado nesse caso é a angiotomografia de coronárias (Fig. 2.4).

Recentemente, vem ganhando destaque a avaliação do tamanho do átrio e ventrículo direitos, bem como seu desempenho contrátil. Parece existir correlação patológica entre disfunção e dilatação do ventrículo direito e o aparecimento de arritmias ventriculares nos atletas de *endurance*[12].

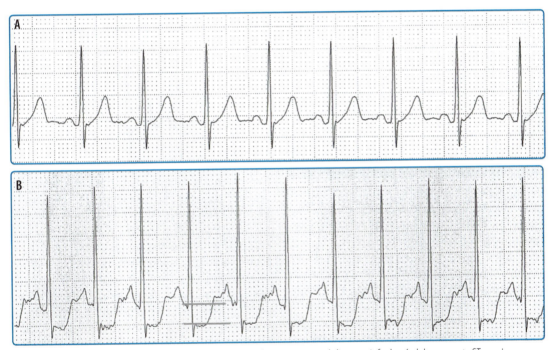

Fig. 2.2. (**A**) traçado normal. (**B**) traçado mostrando indicativo de isquemia miocárdica com infradesnível de segmento ST em cinza.

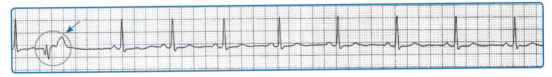

Fig. 2.3. Extrassístole ventricular isolada.

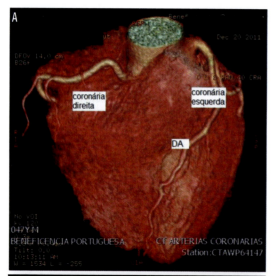
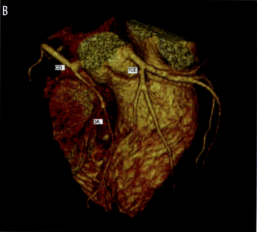

Fig. 2.4. (A) angiotomografia de coronária normal: coronária direita única e tronco de coronária esquerda emitindo ramo descendente anterior (DA). **(B)** anomalia de coronária: ramo descendente anterior (DA) proveniente de coronária direita (CD).

Pelliccia *et al.*, avaliando 2.317 atletas de alto desempenho, observaram, por meio do ecocardiodoppler, que diâmetros maiores que 40 mm na raiz da aorta de atletas masculinos e maiores que 34 mm em atletas femininos é uma ocorrência incomum[13]. Sabe-se que o risco de aneurisma de raiz de aorta e dissecção é proporcional aos seus diâmetros. São recomendados acompanhamento e avaliações médicas frequentes nesses casos. Tal conduta é endossada pela 36ª Conferência de Bethesda[8].

A investigação de cardiopatia pode abranger outros exames mais sofisticados como cardio- estimulação transesofágica, angiotomografia e ressonância magnética do coração, e até exames invasivos de maior risco como cateterismo cardíaco e estudo eletrofisiológico, dependendo dos sinais e sintomas e do que se pretende investigar.

ADAPTAÇÕES CARDÍACAS EM ATIVIDADE DESPORTIVA CONTÍNUA

A atividade desportiva induz a diversas adaptações morfológicas e funcionais no coração, diretamente relacionadas a modalidade, intensidade e duração do esporte praticado, bem como mediadas por expressões gênicas e metabólicas de cada praticante. Essas adaptações são fisiológicas e tendem a regredir quando o indivíduo abandona a prática desportiva habitual. As alterações da frequência cardíaca, do eletrocardiograma e da anatomia cardíaca não significam necessariamente a presença de doença[14,15].

Alterações da condução elétrica do coração

A bradicardia sinusal é a alteração de ritmo mais frequente nos desportistas[16]. A prática regular de exercícios físicos eleva o estímulo vagal (parassimpático) do nó sinusal, diminuindo a frequência cardíaca tanto em repouso quanto durante as atividades de esforço, levando-se em consideração características individuais dos tônus vagal. Comumente, encontramos atletas com frequência cardíaca de repouso durante vigília variando de 40 a 60 batimentos/minuto sem qualquer sintoma relacionado. Isso ocorre principalmente nos praticantes de esporte com alta demanda de oxigênio, como os maratonistas, ciclistas, nadadores e jogadores de futebol. Nesses atletas, quando submetidos a exame de Holter de ECG de 24 horas, podem-se também observar frequências cardíacas durante o sono com bradicardia sinusal extrema (< 35 bat/min) e alargamento do intervalo PR com bloqueio atrioventricular de primeiro e segundo graus[17]. Em outros casos, bem menos comuns, podem-se observar também bloqueios do ritmo cardíaco com escape idioventricular e extrassístoles ventriculares isoladas e monomórficas. Há relatos de pausa sinusal maior que 2 segundos[18] durante o sono nessa modalidade de atleta. Essas alterações acompanham o ritmo circadiano, isto é, podem estar presentes durante o sono e manobras de apneia, e desaparecem durante a vigília e esforço físico, bem como durante manobras de hiperventilação. Bloqueios de segundo grau avançado e de terceiro grau são extremamente incomuns e merecem maior atenção, mesmo em atletas assintomáticos[9].

Nos atletas mais jovens (menor ou igual a 25 anos), pode-se observar arritmia sinusal de acordo com o ritmo respiratório. A presença de ritmo atrial direito migratório ao ECG apresenta um achado ocasional relativamente comum, sem significado patológico evidente[6].

Em achados eletrocardiográficos realizados ao acaso em atletas, encontram-se também bloqueios unifasciculares, sendo o distúrbio de condução do ramo direito (Fig. 2.5) o mais observado[19] e, secundariamente, o bloqueio divisional anterossuperior esquerdo. Os bloqueios completos de ramo esquerdo e direito são mais raros e podem necessitar de uma avaliação mais investigativa.

A morfologia da onda P e do complexo QRS pode apresentar elevada amplitude independente dos achados ecocardiográficos de aumento de câmaras cardíacas. No entanto, atletas com duração do QRS maior que 120 ms devem ser submetidos à avaliação mais aprofundada[6].

A morfologia de repolarização precoce nos atletas pode ocorrer, às vezes, com onda T negativa (Fig. 2.6), onda U proeminente, contudo o intervalo QT corrigido permanece dentro dos valores de normalidade de acordo com a frequência cardíaca[17]. A repolarização ventricular observada na onda T do eletrocardiograma pode apresentar algumas formas atípicas, entre elas a onda T invertida (ou negativa) pode ser simplesmente uma adaptação funcional ao treinamento físico ou uma alteração mediada por influências étnicas, ou então apresentar algum significado patológico como hipertrofia miocárdica assimétrica ou isquemia miocárdica[20,21]. Papadakis *et al.*[20] avaliaram 2.745 atletas no período de 1996 a 2010, na França e no Reino Unido, e constataram a associação patológica de inversão de onda T em parede lateral cardíaca com cardiomiopatia hipertrófica; entretanto, paradoxalmente, a onda T invertida nas derivações eletrocardiográficas de V1 a V3 é relativamente comum em atletas menores de 16 anos sem alterações morfológicas cardíacas e sem significado patológico. Isso pode representar um padrão adaptativo fisiológico em atletas adolescentes.

A extrassistolia atrial assintomática pode ser habitual e benigna, geralmente ocorre de forma isolada no repouso e desaparece durante o esforço. A extrassistolia ventricular assintomática pode ocorrer também no repouso de forma isolada e monomórfica, às vezes aos pares, desaparecendo no esforço, observado no teste ergométrico. Contudo, é possível apresentar algumas extrassístoles durante o esforço sem significado patológico[6].

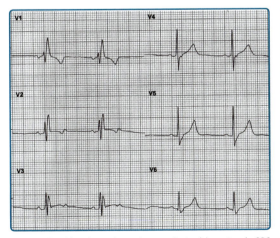

Fig. 2.5. Distúrbio de condução do ramo direito (alterações do QRS em V1, V2 e V3).

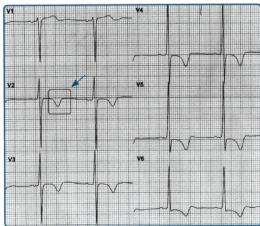

Fig. 2.6. Onda T invertida.

Alterações da anatomia cardíaca

O tamanho do coração pode variar de acordo com a idade, sexo, características genéticas e condições em que o atleta alcançou tal capacidade. Essas adaptações são objeto de debate e reavaliações frequentes.

Nos atletas de *endurance*, nas modalidades atletismo, maratona, ciclismo e natação, pode-se observar, ao ecocardiodoppler, hipertrofia excêntrica do ventrículo esquerdo com aumento da cavidade e do tamanho da silhueta cardíaca, mantendo a espessura da parede ventricular. Nos atletas de halterofilismo, boxe e remo, é frequente observar hipertrofia concêntrica, reflexo do aumento da espessura da parede do ventrículo esquerdo com diminuição da cavidade ventricular, mantendo-se o tamanho da silhueta cardíaca. Em ambas as adaptações a função cardíaca apresenta-se normal[22-24].

O treinamento atlético induz uma adaptação morfológica no coração, com aumento da cavidade ventricular esquerda e da espessura parietal. A espessura parietal varia até 12 mm, mas em 2% dos atletas pode ser mais acentuada (13-16 mm), em geral presente no septo ventricular. Os atletas com espessuras parietais mais substanciais foram os remadores, os canoístas e os ciclistas que competiram em categoria profissional por longo período de tempo[12,25].

FATORES PREDISPONENTES PARA MORTE SÚBITA CARDÍACA EM ATLETAS

Segundo Eckart et al.[10], na população geral, a média de morte súbita de origem cardíaca em adultos jovens consiste em 6,7 homens:100.000 e 1,4 mulheres:100.000. A incidência de doença aterosclerótica de coronária é de 0,7:100.000 pessoas ao ano para aqueles menores de 35 anos e de 13,7:100.000 pessoas ao ano para aqueles a partir dos 35 anos de idade[10]. Esses dados sugerem que morte súbita antes dos 35 anos tem predominância de origem arritmogênica e, naqueles maiores de 35 anos, tem origem aterosclerótica.

Em atletas saudáveis com idade de 35 anos ou menos, o risco é de 3:100.000[26]. Já nos atletas maiores de 35 anos o risco estimado de morte súbita cardíaca varia de 1:15.000 a 1:50.000[27]. Nos Estados Unidos a estimativa de morte súbita de origem cardíaca em atletas, independente da idade, varia largamente (1:23.000 a 1:300.000)[28].

A história familiar detalhada de morte súbita é relevante para se iniciar a triagem de um atleta. Algumas doenças cardíacas necessitam maior atenção e cautela quando diagnosticadas em atletas: síndrome de Brugada (Fig. 2.7), taquicardia ventricular polimórfica catecolaminérgica, síndrome do QT largo, síndrome do QT curto, síndrome de Wolff-Parkinson-White, displasia arritmogênica do ventrículo direito, cardiomiopatia hipertrófica septal assimétrica (Fig. 2.8), cardiomiopatia dilatada[29]. A manifestação dessas doenças varia desde ausência de sintomas até relatos de palpitações, precordialgia, pré-síncope e síncope. A maioria das doenças citadas possui etiologia genética e pode levar à morte súbita com a prática de exercícios físicos vigorosos. Com o desenvolvimento de novos métodos para identificação de doenças genéticas, será possível, no futuro próximo, a viabilização do diagnóstico e tratamento com maior precisão, principalmente as canalopatias iônicas e mutações gênicas dos canais de sódio e potássio responsáveis pelas alterações do intervalo QT observadas no eletrocardiograma[8].

Os estudos não parecem apresentar homogeneidade nos resultados em atletas; por exemplo, a cardiomiopatia hipertrófica assimétrica é relatada como causa de um terço das causas de morte súbita cardíaca nos Estados Unidos[30], enquanto a displasia arritmogênica do ventrículo direito é responsável por um quarto dos episódios de morte súbita na região de Veneto na Itália[31], embora exista um consenso de que a morte súbita cardíaca em atletas ocorre predominantemente no sexo masculino (masculino:feminino na razão de 10:1)[1].

A cardiomiopatia hipertrófica é uma doença autossômica dominante, caracterizada por importante desarranjo miofibrilar, diminuição da função contrátil e diastólica e hipertrofia septal assimétrica com diferentes graus de obstrução ao trajeto de saída de ventrículo esquerdo[32]. São conhecidos diversos genes e centenas de mutações genéticas relacionadas às proteínas contráteis do miocárdio. As mutações afetam tanto as miofibrilas espessas (betamiosina) quanto às delgadas (troponina T)[33].

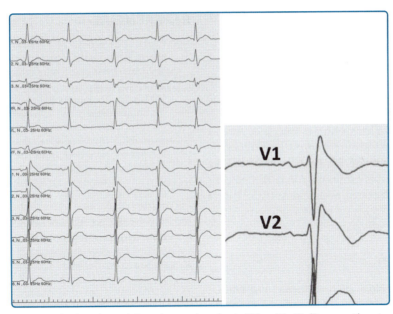

Fig. 2.7. Traçado eletrocardiográfico de síndrome de Brugada, com alterações do QRS em V1 e V2. (Figura gentilmente cedida pelo Dr. Argemiro Scatolini Neto).

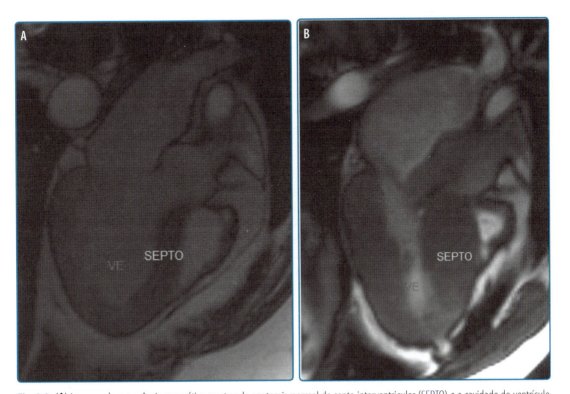

Fig. 2.8. (**A**) imagem de ressonância magnética mostrando anatomia normal do septo interventricular (SEPTO) e a cavidade do ventrículo esquerdo (VE). (**B**) imagem de ressonância magnética cardíaca mostrando a hipertrofia septal (SEPTO) e a cavidade do ventrículo esquerdo (VE). A hipertrofia septal assimétrica causa obstrução do fluxo de sangue da saída do ventrículo esquerdo.

Os estudos sobre morte súbita em atletas não possuem uniformidade nos seus métodos de avaliação, ainda pairando dúvidas de como conduzir a seleção de atletas sadios e cardiopatas. Como exemplo, Steinvil et al.[34], em recente estudo, mostraram que a avaliação cardiovascular, pré-participação e periódica, por meio de um único eletrocardiograma em todos os atletas, é uma estratégia de eficácia discutível na capacidade de reduzir a ocorrência de morte súbita e não exerceu nenhum efeito sobre a redução de eventos cardíacos. Ainda não há consenso sobre qual exame, ou grupo de exames, deve ser realizado de rotina em todos os atletas para rastrear possíveis cardiopatias[28].

CONCLUSÃO

Pode-se concluir, até o momento, que tanto a avaliação cardiológica pré-treinamento quanto a periódica nos desportistas não apresentam um modelo único a ser seguido. As alterações fisiológicas do coração de atleta decorrentes da atividade desportiva são comuns e nem sempre refletem uma doença; entretanto, a doença cardíaca pode estar camuflada em determinadas alterações[35]. A personalização da avaliação cardiológica de cada atleta deve seguir de maneira análoga ao prescrever exercícios, avaliação nutricional e fisioterápica. Deve ser pautada na valorização dos possíveis sintomas que o atleta venha a relatar durante os treinos, na anamnese minuciosa e nos antecedentes pessoais e familiares de doença cardiovascular. A realização de exames de rotina em assintomáticos é uma conduta controversa, que não se mostrou eficaz em diminuir a ocorrência de eventos cardíacos, além das implicações econômicas e operacionais na execução dos diversos exames. A investigação de prováveis cardiopatias em atletas por meio de exames complementares, até o momento, é realizada de maneira individualizada, sendo guiada pela anamnese e observação do atleta no seu treino habitual diário.

AGRADECIMENTOS

Agradecimentos à Dra. Cintia Acosta Melo e ao Dr. Cesar Augusto Mastrofrancisco Cattani, do Serviço Medimagem, por cederem gentilmente as imagens de angiotomografia e ressonância magnética.

REFERÊNCIAS

1. Corrado D, Schmied C, Basso C, et al. Risk of sports: do we need a pre-participation screening for competitive and leisure athletes? Eur Heart J. 2011;32:934-44.
2. Maron BJ, Thompson PD, Ackerman MJ, et al. Recommendations and considerations related to preparticipation screening for cardiovascular abnormalities in competitive athletes: 2007 update: a scientific statement from the American Heart Association Council on Nutrition, Physical Activity, and Metabolism: endorsed by the American College of Cardiology Foundation. Circulation. 2007;115:1643-55.
3. Sharma S, Zaidi A. Exercise-induced arrhythmogenic right ventricular cardiomyopathy: fact or fallacy? Eur Heart J. 2012;33:938-40.
4. Borjesson M, Serratosa L, Carre F, et al.; writing group, on behalf of the EACPR Section of Sports Cardiology. Consensus document regarding cardiovascular safety at sports arenas: Position stand from the European Association of Cardiovascular Prevention and Rehabilitation (EACPR), section of Sports Cardiology. Eur Heart J. 2011;32(17):2119-24.
5. Sociedade Brasileira de Cardiologia/Sociedade Brasileira de Hipertensão/Sociedade Brasileira de Nefrologia. VI Diretrizes Brasileiras de Hipertensão. Arq Bras Cardiol. 2010;95(1 Supl 1):1-51.
6. Uberoi A, Stein R, Perez MV, et al. Interpretation of the electrocardiogram of young athletes. Circulation. 2011;124:746-57.
7. Murger TM, Packer DL, Hamill SC, et al. A population study of the natural history of Wolff-Parkinson-White syndrome in Olmsted County, Minnesota, 1953-1989. Circulation. 1993;87:866-73.
8. Pelliccia A, Zipes DP, Maron BJ. Bethesda Conference #36 and the European Society of Cardiology Consensus Recommendations revisited a comparison of U.S. and European criteria for eligibility and disqualification of competitive athletes with cardiovascular abnormalities. J Am Coll Cardiol. 2008;52:1990-6.
9. Corrado D, Pelliccia A, Heidbuchel H, et al. Recommendations for interpretation of 12-lead electrocardiogram in the athlete. Eur Heart J. 2010;31:243-59.
10. Eckart R, Shry EA, Burke AP, et al. Sudden death in young adults. J Am Coll Cardiol. 2011;58:1254-61.
11. Biffi A, Pelliccia A, Verdile L, et al. Long-term clinical significance of frequent and complex ventricular tachyarrhythmias in trained athletes. J Am Coll Cardiol. 2002;40:446-52.
12. Teske AJ, Prakken NH, De Boeck BW, et al. Echocardiographic tissue deformation imaging of right

ventricular systolic function in endurance athletes. Eur Heart J. 2009;30:969-77.
13. Pelliccia A, Di Paolo FM, De Blasiis E, et al. Prevalence and clinical significance of aortic root dilation in highly trained competitive athletes. Circulation. 2010;122:698-706.
14. Sedehi D, Ashley EA. Defining the limits of athlete's heart. Implications for screening in diverse populations. Circulation. 2010;121:1066-8.
15. Pelliccia A, Maron BJ, De Luca R, et al. Remodeling of left ventricular hypertrophy in elite athletes after long-term deconditioning. Circulation. 2002;105:944-9.
16. Bonneau A, Friemel F, Lapierre D. Electrocardiographic aspects of skin diving. Eur J Appl Physiol. 1989;58:487-93.
17. Boraita A, Serratosa L, Antón P, et al. Las arritmias del deportista. Rev Lat Cardiol. 1996;17:124-31.
18. Zehender M, Meinertz T, Keul J, et al. ECG variants and cardiac arrhythmias in athletes: clinical relevance and prognostic importance. Am Heart J. 1990;119:1378-91.
19. Zeppilli P, Cecchetti F. L'elettrocardiogramma dell'atleta. In: Zeppilli P, editor. Cardiologia dello sport. Roma: CESI; 1996. p. 149.
20. Papadakis M, Carre F, Kervio G, et al. The prevalence, distribution, and clinical outcomes of electrocardiographic repolarization patterns in male athletes of African/Afro-Caribbean origin. Eur Heart J. 2011;32:2304-13.
21. Pressler A, Scherr J, Wolfarth B, et al. T-wave inversions in elite athletes: the best predictors have yet to be determined. Eur Heart J. 2009;30:2947.
22. Poh KK, Ton-Nu TT, Neilan TG, et al. Myocardial adaptation and efficiency in response to intensive physical training in elite speedskaters. Int J Cardiol. 2008;126:346-51.
23. Neilan TG, Januzzi JL, Lee-Lewandrowski E, et al. Myocardial injury and ventricular dysfunction related to training levels among nonelite participants in the Boston marathon. Circulation. 2006;114:2325-33.
24. Neilan TG, Ton-Nu TT, Jassal DS, et al. Myocardial adaptation to short-term high-intensity exercise in highly trained athletes. J Am Soc Echocardiogr. 2006;19:1280-5.
25. D'Andrea A, Riegler L, Cocchia R, et al. Left atrial volume index in highly trained athletes. Am Heart J. 2010;159:1155-61.
26. Corrado D, Basso C, Rizzoli G, et al. Does sports activity enhance the risk of sudden death in adolescents and young adults? J Am Coll Cardiol. 2003;42:1959-63.
27. Chevalier L, Hajjar M, Douard H, et al. Sports-related acute cardiovascular events in a general population: a French prospective study. Eur J Cardiovasc Prev Rehabil. 2009;16:365-70.
28. Harmon KG, Asif IM, Klossner D, et al. Incidence of sudden cardiac death in National Collegiate Athletic Association Athletes. Circulation. 2011;123:1594-600.
29. Brugada R. La muerte súbita en el corazón sano. Rev Esp Cardiol Supl. 2010;10:78A-84A.
30. Maron BJ, Haas TS, Doerer JJ, et al. Comparison of U.S. and Italian experiences with sudden cardiac deaths in young competitive athletes and implications for preparticipation screening strategies. Am J Cardiol. 2009;104:276-80.
31. Corrado D, Pelliccia A, Bjornstad HH, et al. Cardiovascular pre-participation screening of young competitive athletes for prevention of sudden death: proposal for a common European protocol. Consensus Statement of the Study Group of Sport Cardiology of the Working Group of Cardiac Rehabilitation and Exercise Physiology and the Working Group of Myocardial and Pericardial Diseases of the European Society of Cardiology. Eur Heart J. 2005;26:516-24.
32. Basavarajaiah S, Wilson M, Whyte G, et al. Prevalence of hypertrophic cardiomyopathy in highly trained athletes. J Am Coll Cardiol. 2008;51:1033-9.
33. Penny DJ, Vick GW 3rd. Ventricular septal defect. Lancet. 2011;377(9771):1103-12.
34. Steinvil A, Chundadze T, Zeltser D, et al. Mandatory electrocardiographic screening of athletes to reduce their risk for sudden death. J Am Coll Cardiol. 2011;57:1291-6.
35. Baggish AL, Wood MJ. Athlete's heart and cardiovascular care of the athlete. Circulation. 2011;123:2723-35.

Capítulo 3

Avaliação Fisioterápica no Esporte

Glauber Alvarenga
Gustavo Fogolin
Santiago Munhos

A prática de esportes pode ser considerada um componente vital de um estilo de vida ativo e saudável, no qual se visa reduzir o risco de várias doenças e contribuir para um melhor desempenho físico e social, porém, dependendo da demanda ou exigência, lesões relacionadas ao esporte tornam-se presentes[1,2].

O esporte baseia-se na atividade física, e esta necessita de uma composição física do indivíduo que lhe permita executar as tarefas exigidas durante a prática de modo que ele mantenha o rendimento e não promova um desgaste excessivo das estruturas corporais. No entanto, toda e qualquer atividade física produz sobrecarga em algum ponto do aparelho locomotor, porém a intensidade com que isso ocorre está relacionada com o nível de aptidão física do indivíduo, a modalidade do esporte praticado e a intensidade do estímulo gerado (Fig. 3.1)[3].

Exemplos podem ser mostrados em esportes realizados em alta intensidade que necessitam de mudanças contínuas de direção, além de altas cargas durante atividades unipodais, nos quais há extrema necessidade de controle neuromuscular, agilidade e equilíbrio/qualidade nas ações musculares (força) excêntrica e concêntrica[4-6].

Portanto, avaliações pré-participação se fazem de extrema importância no universo do esporte, tendo em vista a criteriosidade na detecção de possíveis alterações apresentadas pelos atletas em diversos sistemas, como cardiovascular, musculoesquelético, entre outros[7].

Toda avaliação física do atleta deverá ser realizada de maneira multidisciplinar e criteriosa, respeitando o nível de atividade que cada indivíduo realiza e a especificidade do que se pretende analisar. A avaliação fisioterápica objetiva a detecção de fatores de risco de lesões, além de sistematicamente analisar alterações funcionais, permitindo estudar maneiras de prevenir lesões decorrentes da prática esportiva e/ou melhorar a capacidade do atleta em executar as tarefas que o esporte exige.[7,8]

A avaliação fisioterápica tem papel fundamental tanto na detecção de possíveis lesões e incapacidades funcionais como na prevenção de novas lesões, podendo também favorecer o melhor desempenho esportivo do atleta. A avaliação fisioterápica tem como objetivo analisar possíveis alterações funcionais, encurtamentos musculares, perdas proprioceptivas, alterações da força muscular, limitações da amplitude de movimento e da estabilidade articular, entre outros. Dessa forma, o exame físico é de uma complexa relação entre o fisioterapeuta e o paciente[8,9].

É importante lembrar que o atleta não é um paciente comum e que suas exigências físicas requerem desempenhos musculares, fisiológicos e psicológicos diferenciados dos do paciente sedentário. Cada modalidade esportiva gera uma sobrecarga específica, apresentando, assim, lesões bastante típicas em seus praticantes, o que, associado com a idade e o sexo desses esportistas, pode nos dar um perfil no qual podemos nos basear durante a avaliação do atleta, nos direcionando para possíveis regiões que muitas vezes não chamariam atenção em pacientes não atletas[10,11].

Obviamente, as lesões decorrentes da prática do futebol são diferentes das lesões mais frequentes no voleibol, assim como são diferentes as lesões resultantes da prática do judô, basquetebol, handebol e todos outros tantos esportes praticados por milhares de pessoas. Cabe ao fisioterapeuta ter conhecimento sobre as principais características que envolvem esses esportes e, de acordo com cada modalidade (Tabela 3.1), realizar uma avaliação única e individualizada para o atleta, levando em consideração não só a modalidade esportiva, mas também a intensidade e frequência da prática esportiva, idade, sexo, histórico de lesões, considerações médicas e quaisquer outros fatores que possam ser importantes e relevantes no processo de avaliação[12-14].

É necessário respeitar os objetivos, o nível e a frequência com que o atleta pratica o esporte. Devemos saber diferenciar o atleta amador do profissional ou, ainda, daquele atleta que pratica apenas de forma recreativa, ou diferenciar o atleta que, mesmo de forma recreativa, se reúne com os amigos todos os dias da semana para um jogo bastante competitivo entre eles daquele que pratica apenas duas vezes por semana[9].

AUMENTO DO COMPONENTE ESTÁTICO		I. Leve	II. Moderado	III. Alto
	III. Alto	Artes marciais, *bobsled*, escalada, iatismo, *windsurf*, levantamento de peso	Fisiculturismo, esqui *(downhill)*, skate, snowboard, wrestling	Boxe, canoagem, remo, ciclismo, *decation*, *triatlon*, patinação de velocidade
	II. Moderado	Arco e flecha, mergulho, equitação, motociclismo	Futebol americano, *rugby*, corrida *(sprint)* surfe, nado sincronizado, rodeio, patinação artística	Basquetebol, hóquei no gelo, corrida (média distância), esqui *(cross-country)*, natação e handebol
	I. Leve	Bilhar, boliche, *curling*, *cricket*, golfe, tiro	Beisebol/*softball*, tênis de mesa, voleibol, esgrima	*Badminton*, hóquei na grama, marcha atlética, *squash*, corrida (longa distância), futebol e tênis

AUMENTO DO COMPONENTE DINÂMICO →

Fig. 3.1. Classificação dos esportes. Esta classificação é baseada no pico de atividade dos componentes estáticos (musculoesqueléticos) e componentes dinâmicos (cardiovasculares) durante a prática esportiva. O aumento gradativo, separado por leve, moderado e alto nos componentes estáticos, está relacionado à contração muscular voluntária máxima, já o aumento gradativo do componente dinâmico está relacionado à porcentagem de consumo máximo de oxigênio[1].

Tabela 3.1. Classificação dos esportes de acordo com a intensidade do exercício e tipo de contato[15]

Contato intenso	Contato intenso limitado	Sem contato intenso	Intensidade moderada	Baixa intensidade
Hóquei	Basquetebol	Iatismo	*Badminton*	Arco e flecha
Rugby	Handebol	Esgrima	Golfe	Boliche
Boxe	Ciclismo	Natação	Tênis de mesa	Tiro
Caratê	Voleibol	Tênis		
Judô	Esqui	Atletismo		
Futebol	Ginástica	Pólo aquático		
Artes marciais	Remo	Levantamento de peso		
	Beisebol			
	Mergulho			
	Patinação			

A fase de pré-temporada, também conhecida como pré-participação, é um período em que, na maioria das vezes, a avaliação do atleta é repetida. Nesse período, em que geralmente os atletas estão retornando das férias e iniciando um trabalho de preparação para uma temporada de competições, são feitos diversos exames pela equipe médica, a fim de que possíveis lesões ou alterações funcionais sejam corrigidas a tempo, para que não prejudiquem o atleta durante as competições. Para que exista tempo hábil para o diagnóstico, o tratamento e o preparo desse atleta para a competição, é indicado que o exame fisioterápico seja feito com certa antecedência, já que, após o diagnóstico e as intervenções necessárias, esse atleta será submetido a uma nova avaliação, e só assim será liberado para a prática esportiva. Recomenda-se que as avaliações sejam feitas por volta de seis semanas antes do início da competição[7,8].

Durante a anamnese, é importante coletar dados sobre o histórico de lesões já ocorridas no sistema musculoesquelético durante a prática esportiva, ou até mesmo em outras situações, mas que podem influenciar no desempenho do atleta. Questões relacionadas a lesões prévias, como lesões musculares, ligamentares, luxações, fraturas, sinais inflamatórios com presença de edema e dores durante ou após uma competição ou treinamento, sempre são feitas. Em caso de alguma resposta positiva, a região com histórico de lesão deverá receber atenção especial, para se conhecer sua condição atual[7,8,15,16].

O exame musculoesquelético pode ser iniciado mediante uma avaliação postural, que poderá esclarecer alguma disfunção quando relacionada com as queixas do atleta. Sabendo que cada modalidade pode gerar padrões posturais específicos, o avaliador deve estar ciente de que em alguns casos a lesão poderá ter relação com a alteração postural observada[7,8,16].

Ao partir para o exame de articulações específicas, o examinador deve utilizar um método sistemático, elaborando uma sequência lógica de questionamentos e manobras que permitam a correlação dos achados clínicos com a queixa do paciente. Como exemplo, podemos citar um paciente com histórico de lombalgia crônica; nesse caso caberá ao avaliador investigar todos os tecidos envolvidos que possam estar levando a essa queixa.

Durante o exame do paciente, o fisioterapeuta se depara com diversos dados subjetivos e objetivos relacionados ao quadro apresentado pelo paciente, e o entendimento desses fatores precisa estar muito bem definido, visto que a necessidade do fisioterapeuta é encontrar as limitações funcionais geradas pela lesão, muitas vezes sendo mais importantes do que a própria disfunção estrutural[16,17].

Quando a queixa apresentada pelo paciente é bastante objetiva com relação ao segmento lesionado, o avaliador deve focar tal região, mesmo sem abandonar o exame completo do atleta. Já nas situações em que a queixa apresentada pelo paciente é pouco esclarecedora, o avaliador deve realizar uma avaliação menos direcionada para uma articulação específica, sabendo que existe a possibilidade de uma lesão a distância. Um exemplo bastante comum são os pacientes que relatam que em determinados momentos da prática esportiva e/ou atividades diárias sentem dores nos membros inferiores com episódios de perda de força muscular. Naturalmente, a tendência do examinador é partir para a investigação da região na qual o atleta refere os sintomas, porém essa é uma manifestação que pode ou não estar relacionada a lesões locais, mas existem fortes indícios de que compressões em nível lombar podem também referir um quadro clínico semelhante[16-18].

Devem ser avaliados também os movimentos articulares ativos da coluna vertebral e membros, observando-se não só a presença de dor e limitação da amplitude de movimento, mas também a qualidade do movimento realizado, livre de compensações[16-18].

Deve-se solicitar que o paciente realize todos os movimentos ativos da articulação. A presença de dor durante um ou mais movimentos pode indicar lesão dos tecidos contráteis responsáveis pelo movimento avaliado. Quando existe amplitude de movimento limitada durante a movimentação ativa, com ou sem a presença de dor, a avaliação da movimentação passiva torna-se necessária. A movimentação passiva será importante na detecção de alterações intra-articulares, com ênfase nas estruturas passivas que são responsáveis pela estabilidade da articulação. Ao realizar o movimento passivo, o avaliador anula a atividade muscular, dessa forma qualquer possibilidade de lesão musculotendínea é eliminada. A presença de hipomobilidade, hipermobilidade, retrações ou frouxidões cápsulo-ligamentares, além de dor, associada ou não aos movimentos ativos, também são pontos importantes que devem receber atenção durante a movimentação passiva[16,17].

Ao realizar passivamente a movimentação articular, o fisioterapeuta pode observar a sensação final da amplitude articular de diferentes formas, e em cada movimento de cada articulação existe uma sensação final esperada. Existem três tipos de sensações finais descritas: rígida, mole e firme[19,20].

As sensações finais rígidas são aquelas na qual o contato entre osso com osso trazem um bloqueio duro ao final do movimento articular passivo, por exemplo, o movimento de extensão do cotovelo, que tende a acabar de maneira rígida pelo contato entre o olécrano da ulna e a fossa do olécrano no úmero. As sensações finais moles são caracterizadas pelo contato dos músculos, que impedem que o movimento continue, reproduzindo uma sensação suave ao final da amplitude de movimento. Como exemplo, pode-se citar a flexão do joelho, que é limitada pelo contato dos músculos gastrocnêmios com os isquiotibiais. As sensações finais firmes têm como característica o final do movimento de forma dura ou firme, que cede à pressão, pois os tecidos cápsulo-ligamentares e tendíneos geram tensão impedindo o movimento. Alguns exemplos desse tipo de sensação final são a extensão do joelho, a rotação externa do ombro ou a dorsiflexão do tornozelo, que são movimentos em que a restrição ocorre pelo estiramento das estruturas passivas que circundam essas articulações. Qualquer movimento que apresente um bloqueio não característico para a articulação que esteja sendo avaliada poderá indicar uma restrição articular causada por lesão[19,20].

A força muscular é um quesito importante e que deve ser avaliado com atenção, e os critérios utilizados para avaliação de um atleta serão diferentes dos utilizados na avaliação de um não atleta. Classicamente, a força muscular é classificada em seis graus; o grau 0 é a ausência de qualquer esboço de contração muscular e o grau 5 é a contração voluntária máxima desse músculo quando há grande resistência externa. No entanto, torna-se subjetiva qualquer interpretação que tente padronizar o grau de resistência externa imposta ao paciente, afinal uma grande resistência para o indivíduo A pode não ser uma grande resistência para o indivíduo B. Além disso, vários fatores podem influenciar para que essa forma de avaliação contenha erros, por exemplo, a força imposta como resistência, que pode variar de acordo com o avaliador, ou qualquer diferença de peso ou massa muscular entre o avaliado e o avaliador[21,22].

Mesmo se a avaliação convencional for realizada sem qualquer tipo de erro técnico, esse método de graduação ainda pouco poderia ajudar em atletas, visto que o exame solicita uma contração isométrica, que, por sua vez, não consegue reproduzir um gesto esportivo em toda sua amplitude, sem fornecer dados qualitativos e quantitativos como força, potência e resistência muscular[21,22].

Outro recurso de avaliação da força muscular do atleta é a contração por meio da dinamometria isocinética. Esse método de mensuração é bastante citado na literatura como excelente forma de avaliação padronizada que permite determinar as principais alterações da força, potência e resistência muscular das principais articulações do corpo, comparando-se com dados normativos pré-estabelecidos pela literatura[23].

Por fim, a propriocepção, também de grande importância no exame do atleta, deve ser avaliada. Diversas formas de avaliação da propriocepção já foram citadas, porém sempre como principal característica a subjetividade do exame, que em quase todas as situações não consegue expressar em números os dados qualitativos que os testes promovem. Isso se explica pela grande variação que existe entre os pacientes, que necessitam de estratégias proprioceptivas diferentes de acordo com a modalidade esportiva de que participam. Pode-se entender melhor essas diferenças quando se compara um atleta de futebol com um ginasta e se percebe que, mesmo cada um deles necessitando de um nível alto de propriocepção, para cada atleta a solicitação será diferente. Existe grande dificuldade em reproduzir essas solicitações por meio de algum recurso de avaliação eletrônica e computadorizada que simule uma situação real[24-26].

Mesmo assim, apesar da subjetividade descrita, esse é o procedimento realizado durante a avaliação dos atletas, que podem ser comparados numa reavaliação futura, a fim de se detectarem alterações e/ou evoluções do nível proprioceptivo. Diversos recursos de avaliação e treinamento proprioceptivo são citados na literatura; desde avaliações funcionais até recursos eletrônicos computadorizados podem ser utilizados[24-26].

O fisioterapeuta deverá sempre ter conhecimento da biomecânica do esporte praticado pelo atleta que está sendo avaliado e, com isso, aplicar seus conhecimentos de maneira funcional, independente do recurso utilizado para tal avaliação. O fato de ter acesso aos recursos com maior poder tecnológico não elimina a necessidade de uma avaliação dinâmica em situações do próprio esporte, pois é nesse momento que o atleta necessita de maior controle proprioceptivo, e qualquer avaliação menos específica poderá não exigir do atleta o mesmo nível de solicitação[24-26].

REFERÊNCIAS

1. Maron BJ, Zipes DP. 36th Bethesda Conference eligibility recommendations for competitive athletes with cardiovascular abnormalities. J Am Coll Cardiol. 2005;45(8):1313-75.
2. Agarwal SK. Cardiovascular benefits of exercise. Int J Gen Med. 2012;5:541-5.
3. Hamill J, Palmer C, Van Emmerik REA. Coordinative variability and overuse injury. Sports Med Arthrosc Rehabil Ther Technol. 2012;4(45):1-9.
4. Parr JJ, Yarrow JF, Garbo CM, et al. Symptomatic and functional responses to concentric-eccentric isokinetic versus eccentric-only isotonic exercise. J Athl Train. 2009;44(5):462-8.
5. Pietrosimone BG, McLeod MM, Lepley AS. A theoretical framework for understanding neuromuscular response to lower extremity joint injury. Sports Health. 2012;1(4):31-5.
6. De Rugy A, Loeb GE, Carroll TJ. Are muscle synergies useful for neural control? Front Comput Neurosci. 2013;(7)19.
7. Sanders B, Blackburn TA, Boucher B. Preparticipation screening the sports. Physical therapy perspective. Int J Sports Phys Ther. 2013;8(2):180-93.
8. Mick TM, Dimeff RJ. What kind of physical examination does a young athlete need before participating in sports? Cleve Clin J Med. 2004;71(7):587-97.
9. Conn JM, Annest JL, Gilchrist J. Sports and recreation related injury episodes in the US population, 1997-99. Inj Prev. 2003;9:117-23.
10. Deaner RO, Geary DC, Puts DA, et al. A sex difference in the predisposition for physical competition: males play sports much more than females even in the contemporary U.S. PLoS One. 2012;7(11):e49168.
11. Hamberg-van Reenen HH, van der Beek AJ, Blatter BM, et al. Age-related differences in muscular capacity among workers. Int Arch Occup Environ Health. 2009;82:1115-21.
12. Bastos FN, Vanderlei FM, Vanderlei LCM, et al. Investigation of characteristics and risk factors of sports injuries in young soccer players: a retrospective study. Int Arch Med. 2013;6:14.
13. Dempsey RL, Layde PM, Laud PW, et al. Incidence of sports and recreation related injuries resulting in hospitalization in Wisconsin in 2000. Inj Prev. 2005;11:91-6.
14. Orchard J, Seward H. Epidemiology of injuries in the Australian Football League, seasons 1997-2000. Br J Sports Med. 2002;36:39-45.
15. Díaz JFJ, Guillén JR, Carrero JAT. Prevalencia de enfermedades infecciosas en el deporte. Arch Med Deporte. 1999;72:343-8.
16. Magee DJ. Avaliação pré-participação. In: Magee DJ. Avaliação musculoesquelética. 4ª ed. Barueri, SP: Manole; 2005. p. 957-79.
17. Maitland G, Hengeveld E, Banks K, et al. Manipulação vertebral de Maitland. 6ª ed. São Paulo: MEDSI; 2000. p. 1-170.
18. Heck JF, Sparano JM. A classification system for the assessment of lumbar pain in athletes. J Athl Train. 2000;35(2):204-11.
19. Neumann DA. Cinesiologia do aparelho musculoesquelético: fundamentos para a reabilitação física. 1ª ed. Rio de Janeiro: Guanabara-Koogan; 2006.
20. Kolt GS, Snyder-Mackler L. Fisioterapia no esporte e no exercício. 1ª ed. Rio de Janeiro: Revinter; 2008. p. 185-200.
21. Kendall FP, McCreary EK, Provance PG, et al. Músculos: provas e funções. 5ª ed. Barueri, SP: Manole; 2007.
22. Reiman MP, Lorenz DL. Integration of strength and conditioning principles into a rehabilitation program. Int J Sports Phys Ther. 2011;6(3):241-53.
23. Golik-Peric D, Drapsin M, Obradovic B, et al. Short-term isokinetic training versus isotonic training: effects on asymmetry in strength of thigh muscles. J Hum Kinet. 2011;30:29-35.
24. Douglas M, Bivens S, Pesterfield J, et al. Immediate effects of cryotherapy on static and dynamic balance. Int J Sports Phys Ther. 2013;8(1):9-14.
25. Oh KY, Kim SA, Lee SY, et al. Comparison of manual balance and balance board tests in healthy adults. Ann Rehabil Med. 2011;35:873-9.
26. El Haber N, Erbas B, Hill KD, et al. Relationship between age and measures of balance, strength and gait: linear and non-linear analyses. Clin Sci. 2008;114:719-27.

Capítulo 4

A Cartilagem Articular, seu Desgaste e Tratamento Clínico em Atletas

Pedro Baches Jorge

INTRODUÇÃO

A cartilagem articular é um tecido especializado, avascular e aneural, que recobre porções ósseas de articulações diartrodiais. Tem a função de promover movimento suave, com baixo coeficiente de atrito, além de absorver impacto e suportar carga em diversos planos.

A preservação da cartilagem articular depende da manutenção de sua estrutura molecular intacta[1]. Suas principais macromoléculas são o colágeno e os proteoglicanos. Durante a vida, a atividade das células condrais é determinada por diversos fatores, autócrinos ou não, que podem levar à manutenção da homeostase articular ou à sua destruição. A osteoartrose é afecção comum em populações com idade avançada, porém acomete também pacientes jovens, submetidos a cargas articulares excessivas[1-17].

Na idade adulta, a ativação da função articular dentro de um limite fisiológico de carga e frequência de trabalho é fundamental para a manutenção da saúde articular[7-12], portanto articulações que trabalham em um nível abaixo do necessário também estão sob risco de degeneração[4].

A frequência e a sobrecarga articular são fatores importantes no desenvolvimento da destruição articular, caracterizada pelo dano ao tecido cartilaginoso[3]. De fato, exposição excessiva à sobrecarga leva ao desgaste precoce da articulação[3,4,7-12], perpetuado após isso por uma cascata inflamatória que se instala em todo o tecido articular[5]. Portanto, atletas de alto nível submetidos a cargas excessivas de treinamento durante um curto período de tempo têm maior risco de desenvolver dano às suas articulações, e os joelhos são expostos em demasia na maioria das modalidades. E em se tratando de esportes que sempre exigem o máximo de rendimento, desgastes articulares precoces e incapacidades funcionais podem levar carreiras à ruína.

O objetivo deste trabalho é estudar as características do tecido cartilaginoso e as causas do seu desgaste precoce induzido pela sobrecarga, além de revisar o tratamento clínico dos atletas acometidos pela osteoartrose de joelho.

A CARTILAGEM ARTICULAR

Para que se entenda melhor o tratamento clínico da osteoartrose, é necessário que se conheçam profundamente a cartilagem articular, sua composição e os mecanismos que levam à manutenção ou não de sua homeostase. O tecido cartilaginoso é altamente especializado e, para que possa desempenhar seu papel de forma excelente, depende de sua hidratação e de sua organização estrutural.

Organização estrutural

Pode-se dividir o tecido cartilaginoso em quatro camadas, cada qual com sua função: camada superficial (justa-articular), camada média, camada profunda e camada calcificada.

A camada superficial é a mais fina das quatro. É composta por finas fibras colágenas e condrócitos alongados dispostos longitudinalmente, paralelos à superfície articular[5]. É responsável pelas propriedades tênseis da cartilagem[1] e corresponde a uma barreira, a um invólucro de todo o resto da cartilagem. Lesões nessa camada expõem a cartilagem como um todo e costumam ser o início da degradação articular.

A camada média representa 40% a 65% do peso total[1]. O colágeno passa a se organizar de forma radial, diferentemente do que se vê na superfície. E os condrócitos vão tornando-se mais esféricos. Ao contrário da primeira camada, que possui poucos proteoglicanos, aqui eles podem ser encontrados em maior quantidade. Na camada profunda, o colágeno e os condrócitos encontram-se dispostos de modo radial e a concentração de proteoglicanas é a maior de todas[1].

Já a camada calcificada separa fisiológica e anatomicamente a cartilagem hialina do osso subcondral. Sua função principal seria a de ancorar a cartilagem ao osso, pois fibras colágenas densas dispostas de modo radial partem da cartilagem e seguem até o osso subcondral[1].

Condrócitos

O único tipo celular presente no tecido cartilaginoso sadio é o ultraespecializado condrócito. Os condrócitos contribuem relativamente pouco com o volume cartilaginoso total, ao redor de 5% ou menos. Ao exemplo de outras células mesenquimais, os condrócitos cercam-se de matriz extracelular, e o contato entre duas células é raríssimo[18]. Por causa da avascularidade do tecido, sua nutrição se dá por difusão por meio da matriz e por metabolismo anaeróbio[18].

Os condrócitos contêm as organelas necessárias para a síntese da matriz condral. A produção e o *turnover* de proteoglicanos são relativamente rápidos, enquanto de colágeno são extremamente lentos[18].

Matriz extra-articular

Água

A água é responsável por cerca de 80% do peso "úmido" da cartilagem[1,18]. Tem papel importante na manutenção da resiliência cartilaginosa, além de contribuir para a hidratação molecular e a lubrificação do sistema. A maior quantidade de água se concentra na camada superficial e vai diminuindo conforme se aprofundam as camadas. A maioria da água presente na cartilagem se encontra na matriz extracelular, e sua livre movimentação entre as camadas é importante para manutenção da homeostase dos condrócitos.

O restante do peso "úmido", ou seja, 20%, é representado por macromoléculas estruturais, como o colágeno e os proteoglicanos, produzidas pelos condrócitos. Anormalidades estruturais nessas macromoléculas e/ou em sua organização podem afetar adversamente a durabilidade e a capacidade normal do tecido cartilaginoso[18].

Colágeno

O colágeno representa 50% a 60% do peso seco do tecido cartilaginoso. Suas fibrilas formam uma rede que provê à cartilagem sua forma e contorno[1].

O colágeno do tipo II é específico da cartilagem e o mais prevalente, sendo responsável por 90% a 98% do total. É a maior macromolécula do tecido, sendo composto por três cadeias polipeptídicas idênticas. Essa sua tripla hélice é resistente à ação da maioria das proteases, mas pode ser clivada ao contato com as colagenases[1].

Outros colágenos presentes no tecido cartilaginoso são dos tipos XI (3%), IX (1%), VI e X.

Apesar de inúmeras alterações ocorrerem nos diversos tipos de colágeno durante a osteoartrose, a lesão clássica ocorre nas fibrilas do colágeno tipo II. As colagenases são capazes de clivar apenas a tripla hélice do colágeno tipo II, e não a dos demais tipos[1]. Tal fato lentamente acarretará perda da capacidade tecidual, fibrilação de sua porção articular, hiper-hidratação da matriz e destruição cartilaginosa. Após a clivagem e destruição das moléculas do colágeno do tipo II, um dos metabólitos resultantes é o CTX-II. Este pode ser dosado no líquido intra-articular, no sangue e na urina de pacientes. Sua dosagem pode trazer informações importantes no diagnóstico precoce e na evolução do tratamento da osteoartrose em pacientes jovens e em atletas, e o uso de tal artifício está sendo exaustivamente estudado pelo autor e pelo Grupo do Trauma do Esporte do Pavilhão Fernandinho Simonsen da Santa Casa de São Paulo.

Proteoglicanos

Os proteoglicanos representam a segunda maior porção sólida da cartilagem e são responsáveis por 5% a 10% do peso "úmido" tecidual.

Seu principal representante é o agrecan, presente em grande quantidade. É encontrado em associação com o ácido hialurônico (AH), formando uma grande molécula que provê à cartilagem as propriedades osmóticas que lhe permitem resistir às forças compressivas. Grandes quantidades de agrecan são necessárias para que a cartilagem resista a maiores cargas sem sofrer danos[1].

O ácido hialurônico é uma glicosaminoglicana (GAG) de alto peso molecular. Possui tamanho cerca de cem vezes maior que o agrecan, e a ele se ligam inúmeras moléculas destas. Esse é o motivo pelo qual encontramos quantidade extremamente maior de agrecan quando comparada à de AH. A quantidade de AH aumenta com a idade, ao mesmo tempo em que suas moléculas diminuem de tamanho, provavelmente consequente à degradação dele[19].

Durante a evolução da osteoartrose, as moléculas de agrecan são provavelmente os primeiros constituintes da matriz cartilaginosa a serem afetados[1]. Em certo estágio os condrócitos não são mais capazes de repor tais moléculas com a velocidade e a qualidade necessárias, resultando na perda da matriz cartilaginosa, ao mesmo tempo em que a degradação do AH leva à diminuição do seu tamanho e de sua concentração. A estrutura dos proteoglicanos restantes estará alterada de inúmeras formas[20,21], e a função exercida por tais moléculas estará cada vez mais prejudicada.

A osteoartrose é caracterizada pela deterioração e perda da cartilagem articular, e é clinicamente demonstrada por dor, limitação de mobilidade e edema local. Em modelos experimentais, antes de se observar deterioração da superfície cartilaginosa, já há queda da concentração de proteoglicanos, aumento da água na matriz extracelular e desorganização colágena. Com o avanço do quadro, há fibrilação da superfície tissular, acompanhada de dano à rede de colágeno e clivagem do próprio, além de mais perda de proteoglicanos, o que acarreta amolecimento da cartilagem e perda de suas características[8].

A HOMEOSTASE CARTILAGINOSA

O conceito de homeostase tecidual pode ser novo para o leitor. Homeostase é um termo utilizado por fisiologistas para se referir a determinado ambiente que se encontra em total equilíbrio, em condições constantes[4]. A homeostase tecidual é o fenômeno biológico mais complexo de todos os processos biológicos normais às células vivas[4].

É sabido que a osteoartrose (OA) é uma doença de toda a articulação. Apesar disso, na imensa maioria das vezes a lesão inicia-se na cartilagem articular.

Pode-se entender a expressão "homeostase articular" como a capacidade do tecido cartilaginoso em se manter sem sofrer lesões, utilizando-se de seus próprios recursos. Como já dito anteriormente, a produção dos componentes da matriz extracelular se dá por meio do bom funcionamento das células tissulares, os condrócitos. É a eterna "luta" do anabolismo contra o catabolismo, da criação contra a destruição.

Na presença de condrócitos capazes e sadios, com condições de produzir matriz extracelular, a cartilagem necessita de alguns estímulos para que tal função seja ativada. Tais estímulos são um bom aporte nutricional, que depende da presença de água com boa capacidade de difusão, além de estímulo mecânico adequado[1,2,4]. Nessas condições, fatores de crescimento atuam promovendo respostas que levam ao anabolismo tecidual[1].

Porém, quando fatores como lesões traumáticas, fraqueza muscular periarticular, déficit de propriocepção, instabilidade regional ou sobrecarga articular estão presentes, trabalham como estímulo ao surgimento de fatores inflamatórios sinoviais, como interleucina I, metaloproteases, óxido nítrico e TNF-alfa. Com o ativamento desse tipo de resposta, dá-se o catabolismo tecidual[1].

A osteoartrose basicamente traduz-se como a falta da capacidade dos condrócitos em manter a taxa de anabolismo maior que a taxa de catabolismo, o que leva à destruição progressiva do tecido cartilaginoso, aumento de fatores inflamatórios, aumento ainda maior do catabolismo, e assim por diante.

A sobrecarga mecânica é um dos fatores, como já dito anteriormente, que podem ser responsabilizados pelo início do processo que leva à osteoartrose. Deve-se entender a articulação como um sistema capaz de absorver, transferir e dissipar energia. A sua capacidade de realizar tal função, em determinada frequência e com determinada carga, sem sofrer danos é conhecida como envelope de função[4]. Toda articulação que trabalha dentro de seu envelope de função favorece a supremacia do anabolismo sobre o catabolismo. Em trabalhos acima ou abaixo desses valores, o catabolismo pode sobressair.

O ESPORTE E A OSTEOARTROSE

A participação esportiva promove entretenimento e prazer, além de beneficiar a saúde em demasia. Porém, a frequência e a severidade da carga a que uma articulação é submetida é determinante no desenvolvimento de lesões intra-articulares ou não[3,4]. Exposição à movimentação excessiva, assim como à carga excessiva, sabidamente causa dano à cartilagem hialina articular[3,4,16,17,22-26].

Em trabalho realizado no grupo do Trauma Esportivo da Santa Casa de São Paulo, pelo autor deste capítulo e colaboradores, no ano de 2011, foi estudado o desgaste cartilaginoso de atletas por meio da dosagem de um biomarcador de degradação do colágeno tipo II no sangue, o CTX-II. Notou-se aumento da degradação em diversas modalidades esportivas quando comparadas a um grupo controle.

Em outro trabalho, realizado pelo mesmo grupo, o marcador foi dosado em jogadores de futebol de salão, em três oportunidades distintas na temporada de 2012. Notou-se que houve aumento gradativo do biomarcador sérico nos atletas com o decorrer da temporada. Ou seja, com o acúmulo de jogos e treinamento durante o ano, o desgaste cartilaginoso, representado pela degradação do colágeno tipo II, aumenta gradativamente.

E quando a cartilagem tecidual do atleta está exposta? Logicamente, quando há sobrecarga e o envelope de função individual é superado; mas também em casos em que lesões focais, traumáticas, de cartilagem não são tratadas; em casos em que há instabilidade ligamentar, portanto instabilidade articular, sabendo-se que na população atleta as lesões traumáticas se fazem mais frequentes; e em casos em que o preparo muscular está aquém do desejado, aquém do necessário para promover a saúde articular.

O fortalecimento muscular periarticular também é fator essencial na manutenção de boas condições no ambiente articular. A musculatura protege, estabiliza e controla a movimentação ideal do eixo articular. Em atletas o despreparo muscular não é uma constante, mas, se ocorre, a articulação já submetida a excesso de carga expõe-se ainda mais.

Portanto, o atleta profissional encontra-se, por diversos fatores, em situação de risco articular iminente. Ao final da carreira, a chance de haver artrose precoce é muito maior no atleta do que na população normal. Ainda pior é que a frequência do desgaste articular é maior também durante a carreira[16,17], o que pode prejudicar o desempenho esportivo e em alguns casos até mesmo abreviar a vida útil esportiva do indivíduo.

Sabendo de tudo isso, o profissional de saúde tem que se mostrar preparado para promover a saúde articular de seu paciente atleta.

OS QUATRO PILARES DO TRATAMENTO CLÍNICO

Quando o desgaste articular, a artrose, acomete o indivíduo, costumamos dizer que estamos diante de uma doença da articulação. A quantidade de tecido cartilaginoso perdida não mais será recuperada.

Além disso, todo o ambiente articular encontra-se alterado. A cartilagem apresenta-se lesionada e com sua organização estrutural completamente modificada. O tecido sinovial está inflamado, secretivo e hipertrofiado. O osso subcondral apresenta-se sobrecarregado, inflamado e esclerótico, endurecido pela carga excessiva a que é submetido. E a porção ligamentar articular apresenta-se inflamada e gradativamente mais lasciva, mais frouxa.

Diante de todas essas alterações, temos o que chamo de "estado inflamatório", representado, portanto, por alterações inflamatórias nos diversos tecidos articulares, e não só na cartilagem hialina.

Para que o estado inflamatório se interrompa, o que leva à interrupção da degradação de todo tipo de tecido articular, pode-se instalar o tratamento clínico da artrose, baseado nos quatro pilares descritos a seguir.

Perda de peso

O controle do peso de um indivíduo não costuma ser uma necessidade frequente na população atleta. O praticante de esportes normalmente não costuma apresentar-se acima do peso. Porém, como costumamos dizer, as articulações agradecem cada grama de peso perdido e, se possível, o atleta deve ser submetido a um controle nutricional e a uma perda de peso equilibrada e eficaz. Segundo a *International Cartilage Research Society* (ICRS), o emagrecimento é a medida clínica mais eficaz no controle da artrose articular.

Cuidado deve ser tomado ao serem instaladas medidas de controle de peso em atletas, e o acompanhamento nutricional de especialistas em nutrição esportiva se faz mandatório, visando à manutenção saudável da eficácia esportiva, concomitante ao bom resultado na balança.

Exercícios aeróbios e não aeróbios

Mandatórios nos pacientes com doença degenerativa articular. Lembramos sempre que nos atletas eles se fazem sempre presentes, mas em caso negativo um programa de atividade física aeróbica deve ser instalado.

O envelope de função deve ser lembrado e respeitado, ou seja, cada indivíduo deve trabalhar aerobicamente dentro da faixa de atividade física que não acarrete sobrecarga articular além do que possa resistir. Salientamos novamente que carga de atividade aquém da necessidade mínima leva à degradação do ambiente articular. Ou seja, o afastamento total da atividade física pode levar à manutenção ou à piora da osteoartrose[4].

Em trabalho realizado pelo autor deste capítulo e colaboradores, no ano de 2011, foi estudado o desgaste cartilaginoso de atletas por meio da dosagem de um biomarcador de degradação do colágeno tipo II no sangue, o CTX-II. Notou-se diminuição do desgaste articular de atletas da natação quando comparados ao grupo controle. Portanto, reafirmou-se que a atividade física aeróbica, em ambientes sem carga, dentro do envelope de função e com o fortalecimento muscular periarticular foi fator de proteção.

Programas de atividade física aeróbia e não aeróbia com baixa carga, com bicicletas ergométricas e atividade em piscinas devem ser estimulados.

Tratamento medicamentoso

O tratamento medicamentoso da osteoartrose sempre gerou muita controvérsia na literatura mundial. Hoje se sabe da eficiência de diversos tipos de medicamentos usados no desgaste articular[3,6].

Para o controle da dor, ou seja, em crises dolorosas da artrose, seu controle pode ser feito com o uso do paracetamol em até 4 g por dia, ou mesmo o uso controlado e limitado de anti-inflamatórios não hormonais.

O tratamento prolongado com sulfato de glucosamina e sulfato de condroitina mostra-se eficaz no controle da dor e na história da doença, atuando no estado inflamatório e na estrutura histológica tecidual. Fazemos o uso dessa combinação de modo protocolar, entre três e seis meses, nos atletas acometidos pela osteoartrose articular, com bons resultados clínicos.

Novas drogas são usadas e estudadas para tal tratamento, como ésteres do abacate e colágeno hidrolisado.

Temos em andamento estudo com o uso do colágeno hidrolisado em atletas de alta *performance*, controlado com biomarcadores da degradação do colágeno articular, visando à menor destruição da cartilagem articular com uma mesma carga de treinamento. Resultados estão sendo ansiosamente esperados e, quando prontos, serão publicados em periódicos da sociedade ortopédica.

Em atletas arresponsivos ao tratamento com medicações via oral, infiltrações intra-articulares se mostram eficientes. O uso de corticosteroides é completamente contraindicado, apesar de estes oferecerem melhora clínica imediata. Sabe-se que contribuem para a aceleração da degradação do ambiente articular e, apesar de muito utilizados na sociedade médica, devem ser evitados, e mesmo abolidos da prática atual.

Infiltrações com ácido hialurônico de alto peso molecular mostram-se eficazes no controle da dor por até seis meses, dão-se em uma única aplicação, porém não apresentam eficácia no controle da história clínica da doença articular. Estão bem indicadas com o intuito de diminuir a dor, favorecendo o tratamento concomitante visando ao ganho de força muscular, melhora da propriocepção e perda de peso.

O uso do tratamento medicamentoso deve ser estimulado no paciente atleta com osteoartrose articular.

Fisioterapia motora

Mandatória, para não se dizer o pilar mais importante, no tratamento de atletas com osteoartrose degenerativa articular.

E nesses pacientes a fisioterapia possui importância em diversos aspectos.

Inicialmente, o tratamento fisioterápico deve visar e contribuir para o controle álgico. Diversos métodos terapêuticos são utilizados com sucesso no combate à dor. A dor provocada pela degeneração articular pode ser aliviada com a utilização da fisioterapia associada à crioterapia.

O fortalecimento muscular articular é essencial para o tratamento da artrose e deve dar-se objetivando a musculatura periarticular e a musculatura da cintura escapular, nos casos de artrose do membro superior, ou a cintura pélvica, nos casos de artrose do membro inferior. O conceito de que a raiz do problema pode estar na raiz dos membros é muito válido, portanto, além do fortalecimento periarticular, o fortalecimento proximal deve ser instalado, como nos casos de melhora do valgo dinâmico, por exemplo. Em casos de artrose da coluna, o fortalecimento de multífidus mostra-se necessário, e fisioterapeutas experientes conseguem resultados maravilhosos.

Além de tudo isso, a fisioterapia é perfeita no que se diz respeito à melhora da propriocepção e à melhora do gesto esportivo, essenciais ao controle motor e ao controle articular.

Cada articulação será abordada nos diversos outros capítulos individualmente, mas a mensagem mais importante é que o tratamento da artrose em atletas tem como passo fundamental o bom acompanhamento fisioterápico.

CONSIDERAÇÕES FINAIS

A artrose deve ser vista como uma doença da articulação. O seu tratamento clínico é extremamente necessário, porém muito difícil. Não há um único fator que leve à sua melhora total, muito pelo contrário. Portanto, cada método terapêutico, com suas particularidades, deve ser instituído. Com o somatório do benefício de cada um, podem-se obter resultados mais expressivos.

As lesões de cartilagem representam um terrível desafio para o médico e para o fisioterapeuta. Quando acometem atletas, podem devastar carreiras.

Portanto, equipes multidisciplinares que lidam com pacientes praticantes de atividade física, profissionais do esporte ou não, devem estar preparadas para tratar tal adversidade. O estudo do tratamento de lesões cartilaginosas está só começando e é um grande desafio prazeroso para quem se presta a enfrentá-lo.

REFERÊNCIAS

1. Pelletier JM, Boileau C, Pelletier JP, et al. Cartilage in normal and osteoarthritis conditions. Best Pract Res Clin Rheumatol. 2008;22:351-84.
2. Zhang W, Moskowitz RW, Nuki MB, et al. OARSI recommendations for the management of hip and knee osteoarthritis, Part II: OARSI evidence-based, expert consensus guidelines. Osteoarthritis Cartilage. 2008;16:137-62.
3. Yoshimura M, Sakamoto K, Tsuruta A, et al. Evaluation of the effect of glucosamine administration on biomarkers for cartilage and bone metabolism in soccer players. Int J Mol Med. 2009;24:487-94.
4. Dye SF. The pathophysiology of patellofemoral pain, a tissue homeostasis perspective. Clin Orthop Relat Res. 2005;426:100-10.
5. Venn MF. Chemical composition of human femoral and head cartilage: influence of topographical position and fibrillation. Ann Rheum Dis. 1979;38:57-62.
6. Rezende UM, Gobbi RG. Tratamento medicamentoso da osteoartrose do joelho. Rev Bras Ortop. 2009;44(1):14-9.
7. Oettmeier R, Arakoski J, Roth AJ. Subchondral bone and articular cartilage responses to long distance running training (40 km per day) in the beagle knee joint. Eur J Exp Musculoskel Res. 1992;1:145-54.
8. Arakoski JPA, Jurvelin JS, Vaatainen U, et al. Normal and pathological adaptations of articular cartilage to joint loading. Scand J Med Sci Sports. 2000;10:186-98.
9. Arakoski JPA, Kiviranta I, Jurvelin JS, et al. Long-distance running cause site-dependent decrease of the cartilage glycosaminoglycan content in the knee joint of beagle dogs. Arthritis Rheum. 1993;36:1451-9.
10. Arakoski JPA, Jurvelin JS, Kiviranta I, et al. Softening of the lateral condylar articular cartilage in the canine knee joint after long distance (up to 40 km/day) running training lasting one year. Int J Sports Med. 1994;15:254-60.

11. Arakoski JPA, Hyttinen MM, Lapvetelainen T, *et al*. Decreased birefringence of the superficial zone collagen network in the canine knee (stifle) articular cartilage after long distance running training, detected by quantitative polarized light microscopy. Ann Rheum Dis. 1996;55:253-64.
12. Coimbra IB, Pastor EH, Greve JM, *et al*. Consenso Brasileiro para o Tratamento da Osteoartrite (Artrose). Rev Bras Reumatol. 2002; 42(6):371-74.
13. Rolland Y, Glisezinski I, Crampes F, *et al*. Sports et arthrose femorotibiale. Sci Sports. 2000;15:125-32.
14. Hilliquin P. Le Sport chez l´arthrosique. Rev Rhum. 2007;74:587-91.
15. Luepongsak N, Amin S, Krebs DE, *et al*. The contribution of type of daily activity to loading across the hip and knee joints in the elderly. Osteoarthritis Cartilage. 2002;10:353-9.
16. Buckwalter JA. Evidence for overuse/overloading of joints in the genesis and progression of osteoarthritis. Curr Orthop. 1996;10:220-4.
17. Buckwalter JA, Martin JA. Sports and osteoarthritis. Curr Opin Rheumatol. 2004;16:634-9.
18. Delee JC, Drez D, Miller DM. Orthopaedic sports medicine: principles and practice. 3rd edition, Elsevier. 2009
19. Holmes MW, Bayliss MT, Muir H. Hyaluronic acid in human articular cartilage. Age-related changes in content and size. Biochem J. 1988;250:435-41.
20. Szabo CS, Roughley PJ, Plaas AH, *et al*. Large and small proteoglycans of osteoarthritic and rheumatoid articular cartilage. Arthritis Rheum. 1995;38:660-8.
21. Malemud CJ, Papay RS, Hering TM. Phenotypic modulation of newly synthetized proteoglycans in human cartilage and chondrocytes. Osteoarthr Cartil. 1995;3:227-38.
22. Roos H, Dahlberg L, Hoerrner LA, *et al*. Markers of cartilage matrix metabolism in human joint fluid and serum: the effect of exercise. Osteoarthritis Cartilage. 1995;3:7-14.
23. Qi C, Changlin H. Effects of moving training on histology and biomarkers levels of articular cartilage. J Surg Res. 2006;135:352-63.
24. Qi C, Changlin H, Zefeng H. Matrix metalloproteinases and inhibitor in knee synovial fluid as cartilage biomarkers in rabbits: the effect of high-intensity jumping exercise. J Surg Res. 2007;140:149-57.
25. O'Kane JW, Hutchinson E, Atley LM, *et al*. Sport-related differences in biomarkers of bone resorption and cartilage degradation in endurance athletes. Osteoarthr Cartil. 2006;14:71-6.
26. Kim HJ, Lee YH, Kim CK. Biomarkers of muscle and cartilage damage and inflammation during a 200 km run. Eur J Appl Physiol. 2007;99:443-7.

Capítulo 5

Futebol

Ana Paula Simões Silva
Claudio Cotter

INTRODUÇÃO

O futebol é o jogo coletivo mais praticado em todo o mundo. O mais antigo vestígio do esporte é proveniente da China, por volta de 3.000 a.C. Na Grécia Antiga e na Roma era uma prática exclusivamente masculina[1].

O esporte obteve grande avanço na Inglaterra, onde o jogo ganhou regras claras e objetivas, além de ser organizado e sistematizado. No Brasil, o futebol é paixão nacional e tem sua origem atribuída a Charles Miller, que trouxe a modalidade esportiva da Inglaterra em 1894. Em 1904, foi dado o passo mais importante para o desenvolvimento do esporte: a criação da Fifa (*Fédération Internationale de Football Association*), que surgiu da união das associações de futebol de vários países e é a responsável pela organização do esporte, determinando as regras e calendários[2,3].

A popularização desse esporte é uma tendência mundial, provavelmente devido ao fato de que, para praticá-lo, são necessários poucos equipamentos e recursos. Com isso, o futebol vem cada vez mais se tornando um desporto popular em vários países[4].

Segundo uma pesquisa realizada pela Fifa no ano de 2006[2], aproximadamente 270 milhões de pessoas no mundo estão ativamente envolvidas no futebol, incluindo jogadores, árbitros e diretores. Dessas, 265 milhões jogam o desporto regularmente de maneira profissional, semiprofissional ou amadora, considerando homens, mulheres, jovens e crianças[5].

O JOGO E AS LESÕES

Devido ao preparo físico mais eficiente e jogadas mais agressivas, no decorrer dos anos a evolução dos sistemas táticos de jogo e de marcação foram sendo modificados para dificultar os dribles e as jogadas de efeito, passando a diminuir-se os espaços do campo[6].

O futebol apresenta-se com exigências de trabalhos intensos anaeróbicos, associados a longos períodos de exercícios aeróbicos. Durante um jogo, um atleta percorre em torno de 10 km, divididos em corrida (40%), andar (25%), trote (15%), velocidade (10%) e corrida de costas (10%)[7].

O futebol possui como característica a presença de movimentos bruscos a cada 6 segundos, facilitando a ocorrência de lesões, necessitando-se de um trabalho de recuperação intenso, principalmente relacionado à propriocepção[8].

A prevenção e o estudo das lesões ortopédicas no futebol estão baseados nos **fatores intrínsecos (internos)** como: idade, lesões prévias, instabilidade articular, preparação física e habilidade. Por outro lado, os **fatores extrínsecos (externos)** são: sobrecarga dos exercícios, número excessivo de jogos, qualidade dos campos, equipamentos (chuteiras, caneleiras) inadequados e violações às regras dos jogos (faltas excessivas, jogadas violentas)[9].

A incidência de lesões varia de 10 a 35 a cada 1.000 horas de jogo. Segundo Cromwell et al.[9], cada jogador sofre em torno de 1,78 lesão por ano, sendo 35% recidivas dessas lesões, e 35% ocorrem durante os treinamentos. Nilsson e Rooas[10] estudaram dois campeonatos noruegueses e concluíram que 56% das lesões ocorrem durante as partidas, e dois terços delas ocorrem nos membros inferiores.

Na literatura brasileira, Pedrinelli[11], em 1994, pesquisou 354 lesões traumáticas em 150 jogadores profissionais, concluindo que as lesões mais frequentes são as que ocorrem sem contato, predominando as contusões nos membros inferiores.

O futebol apresenta-se como um jogo de extremo contato físico, e cerca de 50% das lesões decorrem do trauma direto do jogador contra um adversário, salientando-se a importância dos árbitros no sentido de coibir a violência dos jogadas[12,13].

PREVENÇÃO DAS LESÕES

A preparação adequada, como um período de pré-temporada, parece diminuir o número de lesões e ressalta a importância de um calendário adequado que possibilite uma programação definida pela comissão técnica. O nível dos atletas como referência para o número de lesões apresenta-se discordante na literatura[14].

O uso de caneleiras parece prevenir ou mesmo diminuir a sobrecarga sobre a tíbia. Nos campos com pisos inadequados, parece existir maior tendência às lesões, e alguns autores correlacionam 24% destas a pisos ruins[15].

ESTATÍSTICAS

Em 1997, segundo Cohen et al.[15], os atletas eram todos do sexo masculino, com média de idade de 22,4 anos, variando de 16 a 40 anos. Quanto à localização das lesões, 72,2% ocorreram nos membros inferiores, 16,8%, na cabeça e coluna vertebral e 6%, nos membros superiores. Houve predomínio na coxa (34,5%), tornozelo (17,6%) e joelho (11,8%). Em relação ao diagnóstico, as lesões musculares foram as mais frequentes (39,2%), seguidas das contusões (24,1%), entorses e tendinites (13,4%) e, finalmente, as fraturas e luxações (5,4%).

As lesões por traumas indiretos foram encontradas em 59,3%, e 52,5% delas foram contusões, com afastamentos por mais de 30 dias. As lesões ligamentares do joelho e tornozelo foram as que afastaram por período mais prolongado. Os times que atuaram com maior frequência apresentaram maior incidência de lesões ortopédicas, justificadas pela maior exposição ao risco de lesão, além dos fatores psicológicos relacionados ao excesso de jogos e partidas decisivas. Nos atletas mais velhos predominaram as lesões musculares, de acordo com outros estudos[16-20].

Os goleiros tiveram menor incidência de lesão, comparando-se aos jogadores de defesa e ataque, notando-se um predomínio nítido de lesões nos atacantes e jogadores do meio de campo.

O ligamento cruzado anterior do joelho é conhecido como o ligamento do atleta e apresenta-se com lesão bastante frequente. A incidência de lesões é de 0,063 por 1.000 horas de jogo, ocorrendo 75% em homens (números absolutos), porém é mais incidente proporcionalmente nas mulheres, principalmente nas atletas de elite[21].

Essa maior tendência das mulheres para lesões de ligamento cruzado anterior e até mesmo para lesões patelo-femurais ocorre pelas diferenças biomecânicas e, consequentemente, pelo fato de que "as mulheres realizam atividades funcionais com menores ângulos de flexão de joelho e quadril, assim como maior valgo dinâmico do joelho, adução e rotação medial do quadril."

A fratura do futebolista, descrita como uma fratura transversa ou oblíqua curta da diáfise da tíbia, geralmente afeta a fíbula (61%) durante um choque pelas disputas de bola. Interessante notar que, segundo Cattermole et al.[7], 85% dos jogadores atuavam com caneleiras, as quais não evitaram a dissipação do impacto e a lesão óssea.

Lesões de sínfise púbica, tendinites dos membros inferiores e lesões musculares são insidiosas, principalmente relacionadas aos erros de treinamento e de ações dos fatores extrínsecos. Inklaar[20] apresentou uma correlação significativa entre encurtamento muscular e tendinite/rupturas musculares. Dos 13 atletas com rupturas da musculatura adutora do quadril, todos apresentavam menor mobilidade coxofemoral. Vale salientar que as lesões musculares geralmente apresentam diagnóstico difícil e tratamento lento e complexo. Outras lesões menos frequentes, porém importantes, são os traumas faciais, as contusões da cabeça e as cerebrais (concussões)[22,23].

FISIOTERAPIA E ATUALIDADES

O atual momento do futebol necessita da participação efetiva e da integração de uma equipe multidisciplinar (médico, fisioterapeuta, preparador físico, técnico), bem como de dirigentes esportivos de preparadores dos eventos esportivos, com o objetivo de diminuir a incidência de lesões dos atletas e apresentar um melhor espetáculo para milhões de amantes do esporte mais popular do planeta.

Cabem à comissão técnica o programa de treinamentos adequados, as noções de aquecimento, a relação jogos/treinos e a redução do estresse físico e psicológico. Os fisioterapeutas devem realizar reabilitação adequada, com tempo de recuperação rápido, associado a um diagnóstico precoce, além de fornecer apoio psicológico constante.

O atleta é um indivíduo que antes de qualquer lesão representa geralmente um modelo, razão pela qual aceita com dificuldade a condição de trocar o campo de futebol pelo departamento médico. Em algumas situações, quando há lesões em atletas profissionais, o médico deve ter uma conduta exemplar, pois no futebol podem ocorrer pressões para o não afastamento ou o retorno mais precoce do jogador em tratamento[24].

Vários estudos já demonstraram a importância de programas de exercícios preventivos em clubes de futebol, com exercícios para desenvolvimento sensório-motor, principalmente simulando situações do esporte. Outros estudos propõem inclusive exercícios de estabilização de tronco e pelve (*core training*) visando evitar o valgo dinâmico, movimento de rotação interna e adução de quadril e joelho que representa grande risco, sendo diversas vezes fator predominante para lesão do ligamento cruzado anterior e disfunções da patelo-femural.

Do ponto de vista do atleta, é necessário melhorar a flexibilidade, a realização de treinos de reequilíbrio muscular e habilidade, bem como a mudança de hábitos de vida. Entretanto, para que tudo isso se torne realidade, o esporte necessita de um calendário adequado e da aplicação efetiva das regras do jogo.

O programa FIFA 11+ veio com esse propósito de pensar no trabalho preventivo que deve ser feito desde as equipes de base até o profissional e ser um programa estimulador até mesmo para os amadores com exercícios estáticos e dinâmicos que estimulam a estabilização pélvico-lombar, equilíbrio e força global.

REFERÊNCIAS

1. Conteúdo aberto: In: Wikipedia: a enciclopédia livre. Disponível em: <http://pt.wikipedia.org/wiki/Futebol#cite_note-Encuesta-1>. Acesso em: 30 abr, 2012.
2. 2002 FIFA World Cup TV Coverage. Disponível em: <http://web.archive.org/web/20060515080340/http://www.fifa.com/en/marketing/newmedia/index/0,3509,10,00.html>. Acesso em: Set, 2011. Futebol. Disponível em: <http://www.mundoeducacao.com/educacao-fisica/futebol-2.htm>. Acesso em: 16 fev, 2012.
3. História do futebol. Disponível em: <http://www.revistaeguia.com.br/noticias.php?d=1&id=195>. Acesso em: 11 jan, 2012.
4. Estatutos de la FIFA 2009. Disponível em: <http://es.fifa.com/mm/document/affederation/federation/01/24/fifastatuten2009_s.pdf>. Acesso em: 17 jan, 2012.
5. FIFA Big Count 2006: 270 million people active in football. Disponível em: <http://www.fifa.com/mm/document/fifafacts/bcoffsurv/bigcount.statspackage_7024.pdf>. Acesso em: 22 jul, 2007.
6. Carazzato JG, Campos LA, Carazzato SG. Incidência de lesões traumáticas em atletas competitivos de 10 modalidades esportivas. Rev Bras Ortop. 1992;27:745-50.
7. Cattermolle HR, Hardy JR, Gregg PJ. The footballer's fracture. Br Sports Med. 1996;30(02);171-5.
8. Ekstrand J, Gillquist J. The avoidability of soccer injuries. Int J Sports Med. 1983;2:124-8.
9. Cromwell F, Walsh J, Gormley J. A pilot study examining injuries in elite gaelic footballers. Br J Sports Med. 2000;34;104-8.
10. Nilsson S, Rooas A. Soccer injuries in adolescents. Am Sports Med. 1978;6:358-6.
11. Pedrinelli A. Incidência de lesões traumáticas em atletas do futebol [tese]. Faculdade de Medicina da Universidade de São Paulo; 1974.
12. Dvorak J, Junge A. Football injuries and physical symptom. Sports Med. 2000;28;3-9.
13. Ekstrand J, Troop H. The incidence of ankle sprain in soccer. Fot Ankle. 1990;11:41-4.
14. Francisco AC, Nightingale RW, Guilak F, et al. Comparison of soccer shin guard in prevent tibia fracture. Am Sports Med. 2000;2:227-13.

15. Cohen M, Abdalla RJ, Ejnisman B, *et al*. Lesões ortopédicas no futebol. Rev Bras Ortop. 1997;32;940-4.
16. Hawkins RD, Fuller CW. Risk assessment in professional football: an examination of accidents and incidence in the 1994 World cup finals. Br J Sports Med. 1996;30(02):165.
17. Heidt RS, Sweeterman L, Carlonas RL, *et al*. Avoidance of soccer injuries with preseason conditioning. Am J Sports Med. 2000;28(5):656-62.
18. Inklaar H. Soccer injuries: etiology and prevention. Sports Med. 1994;18:81-93.
19. Inklaar H. Soccer injuries: incidence and severity. Sports Med.1994;18:55-73.
20. Inklaar H, Bol E, Smidkli SL, *et al*. Injuries in male soccer players: Team risk analysis. Int J Sports Ped. 1996;17:229-34.
21. MacMaster WC, Walter M. Injuries in soccer. Am J Sports Med. 1978;6:354-7.
22. McGregor JC, Rae A. A review of injuries to professional footballers in a premier football team. Scot Med. 1995;40:16-8.
23. Mayhew SR, Wenger HA. Time-motion analysis of professional soccer. J Hum Move. 1989;11:49-52.
24. Nielsen AB, Yde J. Epidemiology and traumatology of injuries in soccer. Am J Sports Med. 1989;17:803-7.

Capítulo 6

Triathlon: o Esporte e suas Lesões

David Homsi

A palavra "*triathlon*" vem do latim e significa "três combates", já que são praticadas três modalidades em um único esporte: natação, ciclismo e corrida[1]. Por ser um esporte novo, muitos ainda o desconhecem. O *triathlon* surgiu nos Estados Unidos, na década de 1970, num clube de San Diego, o *San Diego Track Club*.

A primeira grande competição de *triathlon* foi o "*Ironman Triathlon*", organizado em 1978, no Havaí, por um grupo de sócios de um clube chamado *Waikiki Swin Club*. Naquela ocasião, a competição foi organizada com o intuito de revelar qual atleta amador de cada modalidade (nadador, ciclista ou corredor) era o mais bem condicionado fisicamente, ou seja, o que possuía maior resistência.

Era uma competição genuinamente individual, na qual não se permitiam interações entre os competidores, por exemplo, não era permitida a prática do vácuo durante o ciclismo, que é a redução da resistência aerodinâmica em até 30%, conseguida pelo atleta que se posiciona atrás de outro durante a pedalada[2].

Apesar de os americanos afirmarem ser deles a criação da modalidade, alguns historiadores acreditam que o *triathlon* tenha surgido no início do século XX, na França[3]. Segundo o historiador Scott Tinley, a modalidade foi originada durante uma famosa corrida realizada durante as décadas de 1920 e 1930, a qual era conhecida por diversos nomes: "*Les trois desporto*", "*La course des débrouillards*" e "*La touche curso des a tout*". Essa corrida acontecia anualmente perto de Joinville-le-Pont, em Meulan e Poissy[4].

No Brasil, o *triathlon* só apareceu em maio de 1983, e apenas em junho de 1991 passou a ser regido pela Confederação Brasileira de *Triathlon* (CBTri). Atualmente, as provas de *triathlon* são classificadas de acordo com as distâncias percorridas e com os locais onde são disputadas. E isso vale para o mundo todo. As principais distâncias são:

- *Sprint*: 750 metros de natação, 20 quilômetros de bicicleta, 5 quilômetros de corrida;
- Olímpico: 1,5 quilômetro de natação, 40 quilômetros de bicicleta, 10 quilômetros de corrida;
- Meio-*ironman* ou *ironman* 70.3: 1,9 quilômetro (1,3 milha) de natação, 90 quilômetros (56 milhas) de bicicleta, 21 quilômetros (13,1 milhas) de corrida;
- *Ironman*: 3,8 quilômetros (2,4 milhas) de natação, 180 quilômetros (112 milhas) de bicicleta, 42 quilômetros (26,2 milhas) de corrida;
- *Ultraman*: 10 quilômetros de natação, 421 quilômetros de bicicleta, 84 quilômetros de corrida.

Por reunir três modalidades em uma única competição, o *triathlon* requer amplo preparo físico e, se o atleta não tomar cuidado, poderá se lesionar. Além disso, a modalidade também exige muitas horas de treinamento e dedicação diária, com foco e determinação.

Muitos estudos correlacionados às lesões decorrentes da prática desse esporte citam o "*overuse*" como a maior causa de lesões, levando o atleta ao afastamento dos treinamentos e competições[5-9]. Além disso, a etiologia das lesões na prática do *triathlon* pode ser de origem multifatorial[6]: por ser três esportes e ter fatores extrínsecos (independentes do atleta) e intrínsecos (relacionados aos atletas), que, associados a possíveis erros de treinamento, podem levar a uma lesão[7].

Por meio da identificação de quais são os fatores que colocam um triatleta em maior predisposição a uma lesão, pode ser possível evitar, ou pelo menos tentar reduzir, a incidência de lesões relacionadas a essa prática esportiva. Porém, há uma série de inconsistências na literatura sobre a predisposição de fatores extrínsecos e intrínsecos relacionados à frequência das lesões no *triathlon*. Um exemplo são as distâncias percorridas em treinos. Alguns profissionais acreditam que essas distâncias têm ligações diretas com possíveis lesões, enquanto outros profissionais não acreditam[8-10].

Além desses fatores citados, a literatura ainda sugere que a lesão pode estar relacionada com a experiência no *triathlon* ao longo de anos de prática. Quanto mais experiente o atleta, mais condicionado está o seu corpo, consequentemente com menos chances de lesão[11].

Mas vale lembrar que a quantidade de horas de treinos semanais para um praticante desse esporte, seja ele amador ou profissional, varia de acordo com o tipo de prova em que ele vai competir, pois há diferentes variáveis de treinamento para cada tipo de competição[11].

Outras variáveis que podem originar uma lesão são o tipo de terreno em que o atleta costuma treinar e/ou competir, a intensidade do treinamento e até as condições meteorológicas. Todos esses fatores, por menor que pareçam, têm papel fundamental no aparecimento das lesões no esporte[12,13].

Em resumo, é imprescindível ficar atento aos diversos fatores de risco que levam a lesões em triatletas, como a biomecânica do atleta, os treinos, os tipos de terreno em que são feitos os treinamentos, além de observar os fatores intrínsecos e extrínsecos. Deve-se atentar, ainda, à prevenção de lesões em três fatores: tipo de treinamento, histórico de lesões e preparação do atleta[14].

PRINCIPAIS LESÕES QUE ACOMETEM O TRIATLETA

Como em qualquer esporte de *endurance*, a maioria das lesões no *triathlon* é resultado da sobrecarga à qual os atletas são expostos nos treinos e competições. Lesões agudas – fraturas, contusões, escoriações ou estiramentos – são três vezes menos frequentes que lesões por estresse, e sua incidência é inversamente proporcional à distância da prova, ou seja, triatletas que disputam provas rápidas estão mais sujeitos a lesões do que seus pares das provas de longa distância.

Algumas pesquisas sugerem que a transição entre o ciclismo e a corrida é uma fase da prova em que o triatleta está ligeiramente mais propenso às lesões agudas. Sua justificativa é que, após um longo período sobre a bicicleta, no qual executa um padrão de movimento cíclico e sem sobrecarga na posição mais aerodinâmica possível, o corpo do atleta é obrigado a se adaptar rapidamente a uma postura ereta, a direcionar sangue para diferentes grupos musculares, além de absorver o impacto da corrida.

Quanto mais longo ou intenso o ciclismo, maior o tempo necessário para voltar à eficiência neuromuscular; nesse período, a inabilidade dos membros inferiores de dissipar o impacto pode favorecer a transmissão de estresse para a região lombossacra e para os joelhos, provocando lesões.

CONSIDERAÇÕES MÉDICAS

Durante o período de treino e/ou competição, o atleta fica exposto a vários tipos de fatores, que podem ou não contribuir para o aparecimento de lesões:

- Hipotermia[15];
- Excesso de calor[16];
- Hiponatremia[17];
- Hipotensão postural[15];
- Exposição excessiva à radiação ultravioleta[9];
- Lesões musculoesqueléticas e trauma menor[15];
- Infecção bacteriana por água contaminada[9];
- Problemas gastrointestinais[18].

As lesões relacionadas com as competições podem ser uma variável de estresse ambiental (locais de competição), bem como da intensidade de desgaste físico durante o exercício[14].

Já as lesões musculoesqueléticas ocorrem tanto em treinamentos como em competições, e os atletas relatam maiores índices de lesões durante as competições (Fig. 6.1)[14]. Os locais anatômicos com maiores índices de lesão são os joelhos e ocorrem mais nas distâncias olímpicas. E a região lombossacra é mais acometida nas distâncias rápidas (*spint* ou *short triathlon*) (Fig. 6.2)[19].

Korkia *et al.* também demonstraram maior índice de lesões musculoesqueléticas durante a competição (17,4 lesões a cada 1.000 horas) e durante os treinamentos (5,4 lesões a cada 1.000 horas)[11].

PRINCIPAIS LESÕES NA NATAÇÃO DURANTE O *TRIATHLON*

A natação é o primeiro estágio do *triathlon*. Consiste em um mergulho em águas abertas (oceano ou lago) e tem uma característica específica de um emaranhado de atletas em uma pequena área, que são empurrados e saem nadando até o local onde é colocada a primeira boia de transição (contorno à boia)[20].

A temperatura da água muitas vezes é fria, tanto que muitas vezes os organizadores autorizam a utilização de roupas de borracha para evitar hipotermia, mesmo que sua utilização aumente a flutuabilidade do atleta[20].

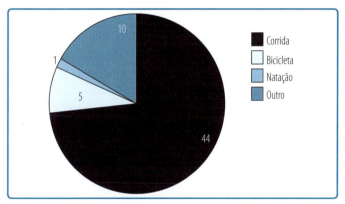

Fig. 6.1. Esporte ou atividade em que cada lesão ocorreu durante o período de competição, sendo 60 lesionados dos 128 atletas. Fonte: Burns J, *et al.* Factors associated with triathlon-related overuse injuries. J Orthop Sports Phys Ther. 2003;33(4):177-84.

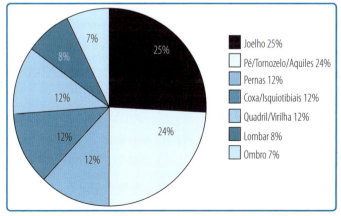

Fig. 6.2. Lesões por regiões do corpo. Fonte: Cirpiani DJ, et al. Triathlon and the multisport athlete. J Orthop Spors Phys Ther. 1988;27(1):4250.

A determinação do mecanismo de lesão na natação requer do praticante consciência da biomecânica correta do gesto esportivo, em particular do ombro. A biomecânica da natação (estilo livre) pode ser dividida em dois estágios: propulsivo e de recuperação[21].

O propulsivo é quando a mão entra na água, e o ombro atravessa em adução contínua e rotação interna. Para fora da água é a recuperação dessa fase e envolve a abdução do ombro e rotação externa[21]. O caminho da mão na água segue o movimento em forma de "S", a fim de impulsionar o corpo a suas forças de sustentação hidrodinâmica que ajudarão na propulsão.

Devido à sobrecarga dos movimentos repetitivos da natação, o manguito rotator (principalmente o tendão do supraespinhoso) está mais suscetível a lesões[22] por *overuse*. A cabeça longa do bíceps também é suscetível. Isso ocorre como resultado de microtrauma repetitivo da região avascular do tendão supraespinhal na borda anterior da sua inserção na maior tuberosidade da cabeça do úmero, possivelmente levando a impacto[23].

Há três estágios desse impacto[24]. Inicialmente, pode haver edema e dor em repouso, diminuição da amplitude de movimento e sensibilidade específica no ponto da lesão.

Como o problema progride, há espessamento da bursa e fibrose/tendinose recorrente (secundária). Eventualmente, o estágio terciário é bem avançado, resultante da rotura do manguito rotator[24].

O ombro do triatleta pode tornar-se sujeito à instabilidade (multidirecional), principalmente se o treinamento for por longas horas e combinado com falha técnica. A instabilidade é uma condição na qual a cabeça do úmero move-se de forma irregular na cavidade glenoide. A direção mais comum de instabilidade é anterior/inferior[25].

Lesões indiretamente relacionadas com a natação podem incluir tendinite de Aquiles, por causa de uma tendência de tensão da musculatura da panturrilha, e até mesmo tendinite patelar, como resultado de repetidos batimentos de perna para aumentar a propulsão da natação. Em qualquer caso, seja em lesões diretas ou indiretas, vários autores têm estudado a biomecânica da natação, bem como a biomecânica da natação ligada diretamente a possíveis lesões por ela causadas[26-28].

PRINCIPAIS LESÕES DURANTE O CICLISMO NO *TRIATHLON*

Antes de citar as principais lesões que acometem o triatleta, é de extrema importância entender a etiologia dessas lesões, identificá-las e compreendê-las, incluindo os mecanismos de lesão e o risco dos fatores de lesões. Tudo isso é importante para permitir um adequado programa de tratamento e prevenção.

A quantidade de lesões em triatletas foi relatada como maior do que as observadas em atletas que participaram apenas de natação, ciclismo ou corrida[29]. Mas semelhante às taxas observadas em corredores, o porquê disso ainda não está bem entendido[6,11].

As lesões no ciclismo podem ocorrer devido a um trauma direto (quedas e acidentes), indireto (*overuse*), biomecânica incorreta da pedalada ou posição incorreta do atleta em cima da bicicleta[30].

A maioria das lesões relacionadas com o uso excessivo de bicicleta envolve o joelho: síndrome da banda iliotibial e dor anterior do joelho (tendinite patelar, condromalácia patelar, tendinite do mecanismo extensor). A tendinite de Aquiles também é comum[31,32].

As lesões por *overuse*, na grande maioria dos casos, são facilmente corrigidas, mas exigem conhecimento e experiência do examinador (médico/fisioterapeuta), pois estão diretamente relacionadas com *overtraining*. Para se evitar *overtraining* e *overuse*, cabe ao treinador saber dosar a quantidade de treinamento em dias da semana e em horas/treinamento, uma vez que o atleta de *triathlon* chega a treinar os três esportes num mesmo dia.

O ajuste incorreto da bicicleta é também um fator associado a lesões por sobrecarga. Isso acontece, principalmente, por causa das mudanças atuais no estilo das bicicletas, tornando-as mais rápidas, numa tentativa de melhorar sua aerodinâmica e, consequentemente, obrigando o atleta a adaptar-se ou readaptar-se a diferentes posições na hora de pedalar.

Um exemplo clássico de lesões na bicicleta é a biomecânica incorreta durante o ciclismo, pois o calcanhar mal posicionado, ou um calcanhar diferente do outro na posição da pedalada, em conjunto com altura incorreta do selim, pode acarretar "dor anterior no joelho".

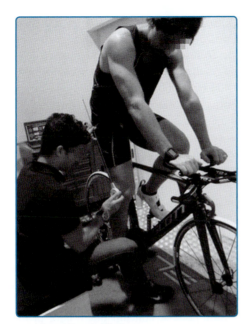

Fig. 6.3. Atleta realizando *bike fit*.

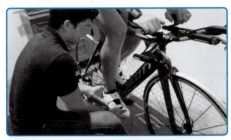

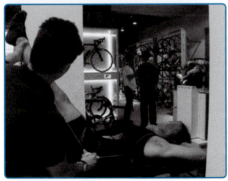

Fig. 6.4. Atleta realizando mensurações do *bike fit*.

Outra lesão da modalidade está associada com as "subidas" durante os treinos e/ou competições, hora em que o atleta utiliza uma marcha da bicicleta mais pesada e pode ocasionar síndrome do trato iliotibial (dor na região lateral do joelho). Nesses casos de "subidas", o tendão de Aquiles também é muito utilizado e a posição incorreta dos pés (as sapatilhas são presas ao pedal) pode causar lesões nessa estrutura[6,33].

Para evitar algumas das lesões descritas acima, é importante que qualquer mudança na aerodinâmica das bicicletas seja feita por um profissional especializado, o chamado *bike fit*. Esse profissional adaptará o atleta à bicicleta, mexendo em algumas variáveis da *bike* como: altura do selim, posicionamento do selim (à frente ou mais atrás), altura do guidom, distância do guidom em relação ao atleta no banco da bicicleta (atleta mais abaixado maior aerodinâmica, atleta com dorso mais erguido maior conforto e menor aerodinâmica), ângulo de flexão do joelho durante a pedalada, rotação do taco da sapatilha que fica preso no pedal.

Um mau posicionamento na bicicleta, combinado com grandes grupos de ciclistas em alta velocidade (30-70 km/h), é um fator importante para que ocorram lesões no ciclismo, pois envolve variáveis como força, potência e resistência[34], além de possíveis quedas.

Vale lembrar que na biomecânica da pedalada o atleta faz força tanto para empurrar quanto para puxar o pedal, realizando, assim, movimentos cíclicos para maior velocidade. Com a mudança das marchas durante esse ciclo, o triatleta pode fazer mais ou menos força durante esses movimentos[35], o que irá ou não acarretar algum tipo de lesão.

PRINCIPAIS LESÕES DURANTE A CORRIDA NO *TRIATHLON*

A corrida é a última etapa de uma prova de *triathlon*. Estudos revelaram que a maioria das lesões no *triathlon* ocorre justamente por causa dessa fase[6] e pode ser relacionada ao alto impacto e estresse das pernas durante as etapas de natação e ciclismo.

Acredita-se que as pernas e os pés do triatleta podem estar sob moderada quantidade de estresse físico e até mental, desse modo há maior probabilidade de fadiga muscular nos membros inferiores. Essa fadiga pode resultar numa diminuição na velocidade de contração muscular e pico de força muscular.

Há acúmulo excessivo de lactato local (principalmente na coxa), pois essa região é muito utilizada em movimentos curtos durante o ciclo do ciclismo e depois da corrida, e nessa última etapa os músculos são mais suscetíveis a não produzirem a mesma quantidade de energia quando comparada à natação e ao início do ciclismo. A consequência é a diminuição do comprimento da passada, o que dá um ritmo mais lento e subjetiva sensação de uma corrida mais difícil[36].

Alguns autores têm citado que esse efeito de corrida mais difícil se deve ao fato de o corpo estar sendo sustentado em cima de uma bicicleta (não havendo impacto), e quando o atleta sai para correr, na biomecânica dessa modalidade, o corpo tem um impacto que chega a ser de três a cinco vezes o peso do próprio corpo[37,38].

No treinamento de corrida, o uso excessivo do membro inferior (*overuse*) faz com que essa região torne-se mais suscetível a lesões como[39]:

- Dor patelofemoral;
- Síndrome do trato iliotibial;
- Tendinite de Aquiles;
- Fraturas por estresse (mais comuns na tíbia);
- Periostite;
- Fascite plantar.

Essas lesões são resultado de uma combinação de fatores, incluindo a própria anatomia do atleta, o calçado que ele utiliza durante a corrida, erros de treinamento, aumento da velocidade dos treinos, aumento de subidas durante os treinamentos, tipo de solo onde atleta treina, entre outros. Essas são causas que podem aumentar ainda mais o impacto durante a corrida e predispor o atleta a se lesionar[6,40].

Um dos fatores citados anteriormente bastante importantes e reafirmados em alguns estudos se dá em relação ao calçado utilizado pelo atleta. O calçado pode mudar os padrões de movimento dos pés e tornozelos durante a corrida, principalmente em atletas com pronação ou pronação excessivas (o calcanhar em contato com o solo tende a deslocar-se para dentro)[40,41].

Ainda analisando os calçados, é muito importante checar o tempo de utilização do tênis e a mudança frequente do tipo de tênis usado durante os treinamentos, uma vez que o calçado pode perder entre 30% e 50% de sua capacidade de absorção de choque depois de cerca de 400 quilômetros de uso. Ou seja, um tênis velho também pode ocasionar as lesões[40,41].

Outro estudo mostrou que, entre 400-800 quilômetros de uso, os tênis podem reduzir a capacidade de absorção de impacto em cerca de 60%. Como resultado, os tênis devem ser substituídos a cada 400-600 quilômetros ou a cada seis meses[41].

Burns *et al.* descobriram que, enquanto o tipo de pé não era um fator de risco para lesões, triatletas com pisada supinada tiveram quádruplo aumento do risco de lesão de *overuse* durante a temporada regular de competições[6,40]. As lesões durante a corrida correlacionam-se ao efeito cumulativo das etapas da natação e do ciclismo e durante os treinamentos[11,14,42].

Esse mesmo estudo[40] cita que as lesões na corrida ocorrem por sobrecarga e fadiga muscular, entretanto alguns estudos feitos apenas com atletas de corrida apontaram que eles tiveram lesões semelhantes às dos praticantes de *triathlon*[10].

Assim, pode-se concluir que o fator primário da incidência de lesões em atletas de *triathlon versus* os de corrida está exclusivamente relacionado com a biomecânica do atleta e com seu cronograma de treinamento.

Tal como acontece com as lesões por *overuse* no ciclismo, os principais erros de treino, como aumentar a quilometragem rapidamente e a velocidade do treino, ou até mesmo adicionar muitas subidas durante os treinamentos, podem levar à lesão.

Os treinadores e os atletas precisam conscientizar-se da necessidade de desenvolver gradualmente velocidade e distância, e observar o terreno utilizado durante seus treinamentos. E em alguns casos é possível que o atleta continue com seu treinamento mesmo lesionado, bastando apenas modificar e readaptar seu "programa de treinamento"[43-45].

REFERÊNCIAS

1. Garrett WE, Kirkendall DT. Exercise and sport science. Philadelphia: Lippincott Williams & Wilkins; 2000. p. 919.
2. Glover D. Choosing an ultra-distance triathlon. Disponível em: <http://www.usatriathlon.org/about-multisport/multisport-zone/multisport-lab/articles/choosing-an-ultra-distance-triathlon-092011.aspx>. Acesso em: 19 dez, 2012.
3. "ESPN – Triathlon milestones". Disponível em: <http://sports.espn.go.com/oly/summer08/fanguide/sport?sport=tr>. Acesso em: 2 jul, 2012.

4. Mechikoff R. A history and philosophy of sport and physical education: from ancient civilizations to the modern world. Boston, MA: McGraw-Hill; 2009. p. 279.
5. Manninen JS, Kallinen M. Low back pain and other overuse injuries in a group of Japanese triathletes. Br J Sports Med. 1996;30(2):134-9.
6. Cipriani DJ, Swartz JD, Hodgson CM. Triathlon and the multisport athlete. J Orthop Sports Phys Ther. 1998;27(1):42-50.
7. James SL, Bates BT, Osternig LR. Injuries to runners. Am J Sports Med. 1978;6(2):40-50.
8. Vleck VE, Garbutt G. Injury and training characteristics of male Elite, Development Squad, and Club triathletes. Int J Sports Med. 1998;19(1):38-42.
9. Williams MM, Hawley JA, Black R, et al. Injuries amongst competitive triathletes. New Zeal J Sports Med. 1988;3:2-6.
10. Collins K, Wagner M, Peterson K, et al. Overuse injuries in triathletes. A study of the 1986 Seafair Triathlon. Am J Sports Med. 1989;17(5):675-80.
11. Korkia PK, Tunstall-Pedoe DS, Maffulli N. An epidemiological investigation of training and injury patterns in British triathletes. Br J Sports Med. 1994;28(3):191-6.
12. Park L. Top triathletes reveal their '95 training plans. Triathlete. 1995;1:39-47.
13. Gosling CMcR, Forbes AB, Gabbe BJ. Department of Epidemiology and Preventive Medicine, Monash University, Melbourne Australia. Phys Ther Sport. 2012:1-6.
14. O'Toole ML, Douglas PS. Introduction: the ultraendurance triathlete: physiologic and medical considerations. Med Sci Sports Exerc. 1989;21(5):S198-9.
15. Mayers LB, Noakes TD. A guide to treating ironman triathletes at the finish line. Phys Sportsmed. 2000;28: 35-50.
16. Laird R. Medical complications during the Ironman Triathlon 27. USA Triathlon. Event sanctioning requirements [online].
17. Hiller W, O'Toole M, Fortess EE, et al. Medical and physiological considerations in triathlons. Am J Sports Med. 1987;15:164-7.
18. Centers for Disease Control and Prevention. Outbreak of acute febrile illness among athletes participating in triathlons: Wisconsin and Illinois 1998. MMWR Morb Mortal Wkly Rep. 1998;47:585-8.
19. Migiliorini S. The triathlon: acute and overuse injuries. J Sports Traumatol Relat Res. 2000;22:186-95.
20. Trappe TA, Starling RD, Jozsi AC, et al. Thermal responses to swimming in three water temperatures: influence of a wetsuit. Med Sci Sports Exerc. 1995;27(7):1014-21.
21. Pollard H, Fernandez M. Spinal musculoskeletal injuries associated with swimming: a discussion of technique. Australas Chiropr Osteopathy. 2004;12(2):72-80.
22. Ciullo JV, Stevens GG. The prevention and treatment of injuries to the shoulder in swimming. Sports Med. 1989;7(3):182-204.
23. Kennedy JC, Hawkins MD, Krissoff WB. Orthopaedic manifestations of swimming. Am J Sports Med. 1978;6(6):309-22.
24. Cavallo RJ, Speer KP. Shoulder instability and impingement in throwing athletes. Med Sci Sports Exerc. 1998;30(4):S18-25.
25. Matsen FA, Harryman DT, Sidles JA. Mechanics of glenohumeral instability. Clin Sports Med. 1991;10:783-8.
26. Johnson IF, Sim FH, Scott SG. Musculoskeletal injuries in competitive swimmers. Mayo Clin Proc. 1987;62:289-304.
27. Laughlin T. Total immersion: the revolutionary way to swim better, faster, and easier. New York: Simon and Schuster/Fireside Books; 1996.
28. Murphy TC. Shoulder injuries in swimming. In: Andrews JR, Wilk KE, editors. The athlete's shoulder. New York: Churchill Livingstone; 1994. p. 411-24.
29. Levy CM, Kolin E, Bernson BL. Cross training: risk or benefit? An evaluation of injuries in four athlete populations. Sports Med Clin Forum. 1986;3:1-8.
30. Nichols JN, Tehranzadeh J. A review of tibial spine fractures in bicycle injury. Am I Sports Med. 1987;15(2):172-4.
31. Cedaro R, McLean B. Biomechanics of cycling. In: Cedaro R. Triathlon: into the nineties. Sydney, Australia: Murray, Child, and Company; 1993.
32. Wilber CA, Holland GJ, Madison RE, et al. An epidemiological analysis of overuse injuries among recreational cyclists. Int J Sports Med. 1995;16(3):201-6.
33. Massimino FA, Armstrong MA, O'Toole ML, et al. Common triathlon injuries: special considerations for multisport training. Ann Sp Med. 1988;4(2):82-6.
34. Egermann M, Brocai D, Lill CA, et al. Analysis of injuries in long-distance triathletes. Int J Sports Med. 2003;24(4):271-6.
35. Holmes JC, Pruitt AL, Whalen NJ. Lower extremity overuse in bicycling. Clin Sports Med. 1994;13(1):187-205.
36. Hausswirth C, Bigard AX, Guezennec CY. Relationships between running mechanics and energy cost of running at the end of a triathlon and a marathon. Int J Sports Med. 1997;18(5):330-9.
37. Hausswirth C, Bigard AX, Guezennec CY. Relationships between running mechanics and energy cost of running at the end of a triathlon and a marathon. Int J Sports Med. 1997;18(5):330-9.
38. Qiugley EJ, Richards JG. The effects of cycling on running mechanics. J Appl Biomech. 1996;12:470-9.

39. Collins K, Wagner M, Peterson K, *et al*. Overuse injuries in triathletes. A study of the 1986 Seafair Triathlon. Am J Sports Med. 1989;17(5):675-80.
40. Burns J, Keenan AM, Redmond A. Foot type and overuse injury in triathletes. J Am Podiatr Med Assoc. 2005;95(3):235-41.
41. Asplund CA, Brown DL. The running shoe prescription: fit for performance. Phys Sportsmed. 2005;33(1):17-24.
42. Wilk BR, Fisher KL, Rangelli D. The incidence of musculoskeletal injuries in an amateur triathlete racing club. Orthop Sports Phys Ther. 1995;22(3):108-12.
43. Iames SL, Bates BT, Osternig LR. Injuries to runners. Am Sports Med. 1978;6:40-50.
44. McPoil TG, Cornwall MW. Applied sports biomechanics in rehabilitation: running. In: Zachazewski IF, Magee Dl, Quillen WS, editors. Athletic injuries and rehabilitation. Philadelphia: W. B. Saunders Company; 1996. p. 354-66.
45. Taunton J, Smith C, Magee Dl. Leg, foot and ankle injuries. In: Zachazewski lE, Magee Dl, Quillen WS, editors. Athletic injuries and rehabilitation. Philadelphia: W.B. Saunders Company; 1996. p. 729-55.

Capítulo 7

Fisioterapia no Tênis

Felipe Summa
Ricardo Hisayoshi Takahashi

HISTÓRIA DO TÊNIS NO MUNDO

Não se pode determinar com exatidão a origem do tênis, embora se afirme que ele já era conhecido no Egito ou na Pérsia, vários séculos antes da era cristã. O certo é que, em 1874, um major inglês, chamado Walter Clopton Wingfield, que servia na Índia patenteou sob o nome de *sphairistike* um jogo baseado no *longue-palme*, que era praticado na França nos séculos XV e XVI. Logo a seguir, a modalidade esportiva ficou conhecida como *sticke* e depois como *lawn tennis* (tênis em gramado). Em 1877, o *All England Croquet Club* mudou seu nome para *All England Croquet and Lawn Tennis Club*, onde se organizou o primeiro torneio de tênis de Wimbledon, na Inglaterra, em julho de 1877[1].

Desde então, muitos torneios e eventos foram sendo criados em diferentes tipos de quadra, e vários torneios começaram a mobilizar o mundo do tênis. Hoje em dia, os mais famosos são os que compõem o chamado *Grand Slam*: Aberto dos Estados Unidos, Aberto da Austrália, Aberto da França (torneio de Roland Garros) e Aberto da Inglaterra (torneio de Wimbledon)[1].

A partir de 1900, foram instituídas a Taça Davis e a Fed Cup (versão feminina da Taça Davis), que equivale ao campeonato mundial de equipes, sendo estas repartidas por zonas geográficas: americana, europeia e oriental. O tênis também faz parte da relação de esportes oficiais disputados nas Olimpíadas[1,2].

Várias confederações regem as normas do tênis hoje em dia. Internacionalmente, há a *International Tennis Federation* (ITF). No âmbito nacional, há a Confederação Brasileira de Tênis (CBT), e nos estados e municípios, as federações regionais e estaduais, que são responsáveis pelos torneios amadores locais. Ainda há a *Association of Tennis Professionals* (ATP), que coordena os torneios profissionais masculinos pelo mundo, e a *Women Tennis Association* (WTA), que regulamenta os torneios profissionais femininos[2].

HISTÓRIA DO TÊNIS NO BRASIL

Em nosso país, o tênis foi introduzido por desportistas ingleses, que começaram a praticá-lo em Niterói antes mesmo de o futebol começar a ser jogado no país. A partir daí, foram se projetando bons jogadores, como Herbert Filgueiras, Ricardo Pernambuco, Manuel Fernandez e Alcides Procópio[3].

Com a criação da Confederação Brasileira de Tênis e a vinda dos maiores tenistas do mundo, além da excursão de brasileiros aos países praticantes, acentuou-se aqui a prática do esporte, surgindo valores de categoria internacional, como Ronald Barnes, Carlos Fernandez, Edson Mandarino, Ivo Ribeiro, Thomas Koch, Mary Habicht e Maria Ester Bueno[3].

REGRAS DO TÊNIS[1,3,4]

Esporte praticado com dois ou quatro jogadores, consiste em fazer a pequena bola, de borracha e recoberta de feltro, passar acima de uma rede, batendo com uma raquete, não ultrapassando os limites traçados no terreno.

O jogo

É disputado por dois jogadores ou por duas duplas. As partidas são em melhor de cinco ou três *sets*, dependendo do regulamento do torneio.

A quadra

Mede 23,77m de comprimento por 8,23m de largura. É dividida por uma rede, feita de *nylon*, com 91,4 cm de altura.

Os pontos

São contados da seguinte forma; 15, 30, 40 e *game*. A cada vitória, no primeiro e no segundo ponto vale 15. No terceiro, 10. Vencendo o quarto, o tenista ganha o *game*, desde que não haja empate no terceiro ponto.

A contagem no *set*: o jogador que primeiro conquistar seis games vence um *set*, mas é preciso manter uma vantagem de dois *games* sobre o adversário. Em caso de empate, é jogado um *tiebreak*.

Tiebreak: a contagem é feita em sequência. Ganha quem fizer sete pontos primeiro. Se houver empate em seis a seis, a disputa vai a oito, se for em sete a sete, vai a nove, e assim sucessivamente.

FUNDAMENTOS DO TÊNIS[1,3,4]

Saque

O jogo começa com o saque, que também é chamado de serviço. O jogo prossegue até que um dos tenistas não consiga rebater a bola ou erre na devolução. Didaticamente, o saque é dividido em seis fases: preparação, pêndulo e *toss*, fase "W", fase "laçada", contato e terminação.

Backhand (ou esquerda)

É o golpe executado com as costas da mão apontadas para a rede. Para facilitar o entendimento, o golpe será subdividido em quatro fases – preparação, aceleração, contato e terminação –, as quais serão abordadas mais detalhadamente à frente.

Forehand (ou direita)

É o golpe executado com a palma da mão apontada para a rede. Esse golpe também será subdividido em quatro fases para facilitar a compreensão da biomecânica do movimento: preparação, aceleração, contato e terminação.

Lob

Golpe alto, aplicado para encobrir o adversário que está próximo à rede (Fig. 7.1).

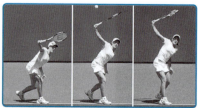

Fig. 7.1.

Slice

Efeito que corta a bola de cima para baixo. Com esse efeito, a bola tende a quicar mais rente ao solo, o que dificulta a devolução do adversário (Fig. 7.2).

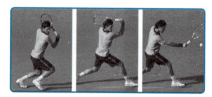

Fig. 7.2.

Smash

O *smash* equivale à cortada do vôlei. Ele é usado para definir o ponto. Geralmente, o golpe é executado perto da rede (Fig. 7.3).

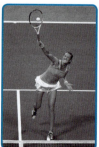

Fig. 7.3.

Voleio

Rebatida efetuada antes que a bola toque a quadra (Fig. 7.4).

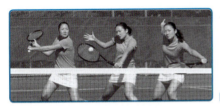

Fig. 7.4.

EQUIPAMENTOS DO TÊNIS

A raquete[4]

Mede até 81 cm de comprimento, incluindo o cabo, e 31,75 cm de largura. O aro não pode exceder 39,37 cm de comprimento e 29,21 cm de largura (Fig. 7.5).

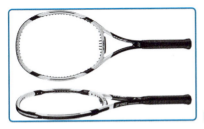

Fig. 7.5.

Antigamente, as raquetes eram de madeira, que as tornavam pesadas, mas, com a evolução tecnológica, as raquetes também evoluíram e hoje são construídas de materiais com grafite, kevlar, titânio, carbono e suas combinações, tornando a raquete mais leve e mais durável.

Equilíbrio da raquete[4]

Peso na cabeça

As raquetes modernas, em sua maioria, são muito mais leves do que foram alguns anos atrás. Muitos desses modelos têm mais peso próximo à cabeça da raquete. O ponto de balanço é maior do que 345 mm do cabo.

Equilibrada

A raquete mais pesada é normalmente usada por jogadores com um longo movimento. Um balanço próximo do ponto médio do comprimento da raquete é preferido por esse tipo de jogador. O ponto de balanço é menor do que 345 mm do cabo.

Peso no cabo

Este tipo de raquete é menos popular. Isso porque raquetes modernas são leves. A combinação de raquete leve e equilíbrio leve não é popular.

A bola

É branca ou amarela e tem superfície uniforme e diâmetro de 6,35 a 6,67 cm. Seu peso varia de 56,7 a 58,5 g.

Os tipos de pisos[4]

Saibro

Quadra de terra (pó de telha). É o tipo de piso em Roland Garros.

Hard court

Base de asfalto recoberta com resina. Usada no US Open.

Grama

As quadras de Wimbledon são de grama.

Carpete

Piso semelhante à grama, muito veloz. Usada no inverno europeu.

BIOMECÂNICA DO TÊNIS[5,7]

Morris *et al.* estudaram a atividade muscular sobre o cotovelo durante golpes de tênis em nove tenistas de nível profissional e colegial utilizando eletromiografia e fotografia de alta velocidade. Oito músculos foram avaliados no saque, *forehand* e *backhand* (golpes de base). O saque foi dividido em seis fases e os demais foram divididos em quatro fases[5].

Os golpes de base (*forehand* e *backhand*) mostraram baixa atividade em todos os músculos durante a fase de preparação. Durante a fase de aceleração, ambos, *backhand* e *forehand*, mostraram aumento de atividade em todos os músculos. Ambos os golpes mostraram atividade dos extensores, e em adição o *forehand* mostrou alta atividade no braquial e bíceps. Na fase de terminação, houve diminuição generalizada da atividade de todos os músculos (Tabelas 7.1 e 7.2).

O saque mostrou baixa atividade em todos os músculos na fase de preparação. Na fase de pêndulo e *toss*, apresentou atividade moderada dos extensores do punho, com atividade alta desses mesmos músculos na fase "W". O pronador redondo, o tríceps e os extensores de punho mostraram alta atividade na fase de "laçada". A fase de contato mostrou baixa atividade muscular, exceto para o bíceps, o qual aumentou na fase de terminação tardia (Tabela 7.3).

Backhand (ou esquerda)

O movimento de *backhand* pode ser realizado com uma ou com duas mãos e é dividido em quatro fases.

Backhand com uma mão (Fig. 7.6)

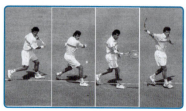

Fig. 7.6.

Fase I – Preparação

Levar a raquete para trás com um giro de tronco de aproximadamente 180° e posicionar a raquete com a cabeça alta, mantendo os braços próximo ao tronco. Dessa forma, aumenta-se a energia potencial sobre a bola (Fig. 7.7).

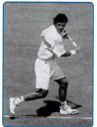

Fig. 7.7.

Fase II – Aceleração

A aceleração inicia-se com o movimento da raquete para frente e termina com o contato da bola. Nessa fase é realizada a extensão dos joelhos e o início da rotação do tronco para frente, associados ao movimento de descida da raquete (Fig. 7.8).

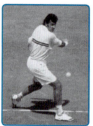

Fig. 7.8.

Fase III – Contato

Esta fase ocorre no momento em que a raquete entra em contato com a bola. A raquete deve estar à frente do corpo. Dessa forma, facilita-se a transferência do peso do corpo para a bola, aumentando-se sua velocidade e permitindo maior liberdade para escolha da direção do golpe (paralelo ou diagonal) (Fig. 7.9).

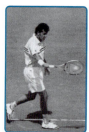

Fig. 7.9.

Fase IV – Terminação

Após o contato com a bola, o jogador realiza a finalização do movimento, mantendo o tronco praticamente de frente para a rede e com o braço do golpe elevado, formando uma diagonal com o braço contralateral (Fig. 7.10).

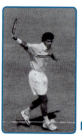

Fig. 7.10.

Backhand *com duas mãos* (Fig. 7.11)

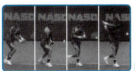

Fig. 7.11.

Fase I – Preparação

Leva-se a raquete para trás com um giro de tronco de aproximadamente 180° e ela é posicionada com a cabeça alta, mantendo os braços próximos ao tronco. Dessa forma, aumenta-se a energia potencial sobre a bola (Fig. 7.12).

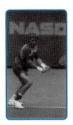

Fig. 7.12.

Fase II – Aceleração

A aceleração inicia-se com o movimento da raquete para frente e termina com o contato da bola. Nesta fase é realizada a extensão dos joelhos e o início da rotação do tronco para frente, associados ao movimento de descida da raquete (Fig. 7.13).

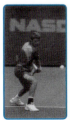

Fig. 7.13.

Fase III – Contato

Esta fase ocorre no momento em que a raquete entra em contato com a bola. A raquete deve estar à frente do corpo. Dessa forma, facilita-se a transferência do peso do corpo para a bola, aumentando-se sua velocidade e permitindo maior liberdade para escolha da direção do golpe (paralelo ou diagonal). Para o golpe de duas mãos, o cotovelo contralateral ao lado dominante deve-se manter em extensão, neste caso o lado esquerdo (Fig. 7.14).

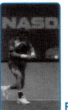

Fig. 7.14.

Fase IV – Terminação

Após contato com a bola, o jogador realiza a finalização do movimento, mantendo o tronco praticamente de frente para a rede e com os braços elevados (Fig. 7.15).

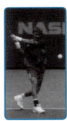

Fig. 7.15.

A Tabela 7.1 demonstra a atividade eletromiográfica dos músculos do membro superior dominante durante cada fase do golpe *backhand*[5].

Tabela 7.1. Atividade eletromiográfica durante *backhand*

Atividade eletromiográfica (MMT)	Preparação	Aceleração	Contato	Terminação
Baixa (<25%)	Todos os músculos	FCR	Bíceps Tríceps	Todos os músculos
Moderada (25%-40%)	-	Braquial Pronador Bíceps Tríceps	ECRL EDC Braquial FCR Pronador	-
Alta (> 40%)	-	ECRL ECRB EDC	ECRB	-

MMT: teste muscular manual; ECRL: extensor radial longo do carpo; ECRB: extensor radial curto do carpo; EDC: extensor comum dos dedos; FCR: flexor radial do carpo.
Fonte: Morris M, *et al*. Electromyographic analysis of elbow function in tennis players. Am J Sports Med. 1989;17(2):241-7.

Forehand (ou direita)

O movimento de *forehand* é dividido em quatro fases, semelhante ao movimento da *backhand* (Fig. 7.16).

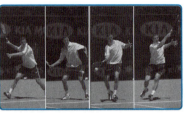

Fig. 7.16.

FASE I – PREPARAÇÃO

Inicia-se o giro de posicionamento da raquete por cima, com a mão na altura dos ombros, e realiza-se o giro do tronco (Fig. 7.17).

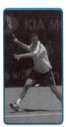

Fig. 7.17.

FASE II – ACELERAÇÃO

A aceleração inicia-se com o movimento da raquete de cima para frente e termina com o contato da bola. A descida da raquete deve ser feita atrás do corpo, realizando a extensão dos joelhos e sincronizando o movimento de ombros com a rotação para frente do tronco (Fig. 7.18).

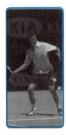

Fig. 7.18.

FASE III – CONTATO

O contato com a bola deve ser realizado à frente do corpo e a raquete deve estar em uma altura entre ombro e joelho. Esse posicionamento permite maior distância para acelerar a raquete até a bola, facilita a transferência do peso do corpo sobre a bola e dá maior liberdade para escolher entre o golpe paralelo ou cruzado (Fig. 7.19).

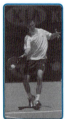

Fig. 7.19.

FASE IV – TERMINAÇÃO

Nesta fase, o tronco já está praticamente voltado para a rede; o braço contralateral ao dominante deve estar voltado para trás e a raquete, posicionada acima da cabeça (Fig. 7.20).

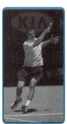

Fig. 7.20.

A Tabela 7.2 demonstra a atividade eletromiográfica dos músculos do membro superior dominante durante cada fase do golpe *forehand*[5].

Tabela 7.2. Atividade eletromiográfica durante o *forehand*

Atividade eletromiográfica (MMT)	Preparação	Aceleração	Contato	Terminação
Baixa (< 25%)	Todos os outros músculos	Pronador	ECRL Pronador Tríceps Braquial	Todos os outros músculos
Moderada (25%-40%)	ECRL	Tríceps FCR	EDC FCR	ECRL ECRB
Alta (> 40%)	–	Bíceps ECRL ECRB EDC Braquial	Bíceps ECRB	–

MMT: teste muscular manual; ECRL: extensor radial longo do carpo; ECRB: extensor radial curto do carpo; EDC: extensor comum dos dedos; FCR: flexor radial do carpo.
Fonte: Morris M, et al. Electromyographic analysis of elbow function in tennis players. Am J Sports Med. 1989;17(2):241-7.

Para tornar a didática da biomecânica do saque mais eficaz, sua execução será dividida em seis fases (Fig. 7.21).

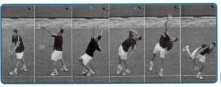

Fig. 7.21.

Fase I – Preparação

O membro inferior posicionado à frente mantém-se a 45° com relação à linha da quadra. O afastamento entre os pés deve estar alinhado com a distância entre os ombros, permitindo maior estabilidade para realizar a próxima fase (Fig. 7.22).

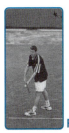

Fig. 7.22.

Fase II – Pêndulo e toss

O movimento de lançamento da bola para o ar durante o golpe saque é chamado de *toss*. Esse movimento deve ser feito com o cotovelo estendido e com a bola na ponta dos dedos, permitindo maior precisão do lançamento para o ar. Associado ao *toss*, é realizado um movimento de balanço de tronco com rotação para trás, aumentando a potência do golpe (Fig. 7.23).

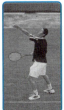

Fig. 7.23.

Fase III – "W"

Nesta fase, a mão que realiza o *toss* e a ponta da raquete estão apontadas para cima, os joelhos estão flexionados em aproximadamente 90° e o braço com a raquete mantém-se afastado do tronco (Fig. 7.24).

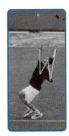

Fig. 7.24.

Fase IV – "Laçada"

Nesta fase é iniciado o movimento de rotação do tronco para frente, levando a raquete para as costas (movimento de laçada) e posicionando o cotovelo para cima. A extensão dos joelhos é realizada, permitindo um salto que favorece o contato com a bola em maior altura, dessa forma melhora o ângulo para o acerto do saque (Fig. 7.25).

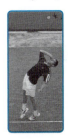

Fig. 7.25.

Fase V – Contato

Na fase de contato, o atleta já realizou o torque de potência derivado dos membros inferiores e tronco e transmitido para os membros superiores. Nesse momento, o membro com a raquete deve estar com o cotovelo estendido; o membro contralateral, afastado do tronco; e os olhos, fixos no contato da raquete com a bola (Fig. 7.26).

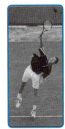

Fig. 7.26.

Fase VI – Terminação

Consiste no momento da aterrissagem, que deve ser feita com o pé contralateral ao dominante. O ombro do membro superior que está com a raquete deve estar voltado para a rede e o membro superior contralateral, posicionado para o fundo de quadra (Fig. 7.27).

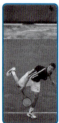

Fig. 7.27.

Na Tabela 7.3 a seguir, pode-se verificar a atividade eletromiográfica dos músculos do membro superior dominante durante o movimento do saque[5].

Tabela 7.3. Atividade eletromiográfica durante o saque

Atividade eletromiográfica (MMT)	Saque					
	Preparação	Pêndulo Toss	Fase "W"	"Laçada"	Contato	Terminação
Baixa (< 25%)	Todos os músculos	Todos os outros músculos	Braquial Pronador Bíceps FCR	Braquial Bíceps	Todos os músculos	Todos os outros músculos
Moderada (25%-40%)	-	ECRB EDC	Tríceps	ECRL EDC	-	Bíceps
Alta (> 40%)	-	-	ECRB EDC ECRL	ECRB FCR Tríceps Pronador	-	-

MMT: teste muscular manual; ECRL: extensor radial longo do carpo; ECRB: extensor radial curto do carpo; EDC: extensor comum dos dedos; FCR: flexor radial do carpo.
Fonte: Morris M, et al. Electromyographic analysis of elbow function in tennis players. Am J Sports Med. 1989;17(2):241-7.

LESÕES NO TÊNIS

O crescimento considerável do número de praticantes de tênis, associado com as necessidades que esse esporte requer – agilidade, coordenação e habilidade específica –, resulta no aumento do número de lesões. Por isso, é importante que técnicos, preparadores físicos, fisioterapeutas e atletas tenham conhecimento das lesões mais frequentes e suas implicações, para que seja possível selecionar a melhor linha de tratamento[6-10].

Sell et al. reuniram todas as lesões ocorridas em tenistas participantes do US Open de 1994 até 2009 e confirmaram que a lesão muscular/tendínea é a mais comum durante o torneio. A taxa de lesões em membros inferiores foi superior à de lesões em tronco e membros superiores, sendo a articulação do tornozelo a mais acometida, seguida por joelho, pé e ombro, respectivamente[9].

Já Abrams et al. realizaram uma revisão epidemiológica com o objetivo de investigar as principais lesões no tênis e ressaltaram a dificuldade de se estabelecer um padrão para tal definição, pois nos artigos reunidos foram encontrados grupos com diferentes idades e diferentes níveis de tênis (recreativo, amador e profissional), não permitindo uma padronização das principais lesões. No entanto, foi encontrado que atletas de alto rendimento com idade inferior a 18 anos apresentaram uma variação de 2 a 20 lesões por 1.000 horas de prática de tênis. Quando levados em consideração todos os níveis dos praticantes, tem-se incidência de 3 lesões por 1.000 horas praticadas. Dessa forma, eles concluíram que praticantes mais jovens sofrem mais lesões do que os que praticam tênis há mais tempo[8].

Principais lesões

A maioria das lesões acontece em membros inferiores (entre 31% e 67%), seguidas pelas lesões em membros superiores (20%-49%) e, por último, as lesões em tronco (3%-21%). As lesões mais comuns em membros inferiores são em tornozelo e coxa e as em membros superiores são em ombro e cotovelo. Importante ressaltar que a maioria das lesões em membros inferiores é de caráter agudo e que as lesões de membros superiores apresentam mais características de lesões crônicas[8].

A seguir, serão apresentadas as lesões mais frequentes no tênis, como elas ocorrem e o que deve ser feito para preveni-las e tratá-las.

Ombro

A dor crônica não traumática no ombro em atletas é de difícil diagnóstico, pois as causas podem ser de diversas origens, porém a causa mais comum nesse público, principalmente em atletas arremessadores como os do tênis, é a síndrome do impacto, que pode ser dividida em três tipos: primário, secundário e interno[10,11].

A síndrome do impacto primário tem como característica a compressão direta dos tendões do manguito rotador, principalmente o do supraespinal, localizados entre a cabeça do úmero e o terço anterior do acrômio, ligamento coracoacromial, coracoide ou articulação acrômio-clavicular, e ocorre quando o atleta exerce a fase de preparação do arremesso, em que há um máximo de rotação externa e um máximo de abdução horizontal glenoumeral[11,12].

Já o impacto secundário surge da repetição do movimento que desencadeia uma sequência de alterações na articulação: uma frouxidão da cápsula articular anterior, que gera um deslocamento da cabeça do úmero, assim se formando um déficit de rotação externa glenoumeral (GIRD), instabilidade articular e discinesia escapular, comprometendo a congruência articular e a estabilidade funcional da escápula, gerando maior impacto.

O impacto interno surge quando realizada a posição de 90º de abdução e 90º de rotação externa, expondo a superfície inferior dos tendões do manguito rotador e comprimindo-os entre a cabeça do úmero e a borda posterossuperior[11-13].

Geralmente, o atleta relata dor de início insidioso, gradual e localizada posterior ao ombro, normalmente associada à redução de força de arremesso e de desempenho. No exame físico, deve ser observado se há diminuição da rotação medial do ombro, sempre comparando com o lado contralateral, e se existem sinais de instabilidade e apreensão[14].

Na fase mais aguda, os principais objetivos são: diminuir a dor e a inflamação, ajudar a curar o tecido atingido e restaurar a função do membro gradativamente. Nessa fase é muito importante que o atleta diminua o ritmo de treinos e competições, principalmente na movimentação excessiva nas angulações elevadas de ombro, como no saque. Em relação à dor, são utilizados recursos eletrotermofototerapêuticos, além do uso de bandagens elásticas e terapia manual (Maitland). Ainda nessa fase é dado início aos exercícios isométricos de cintura escapular e ombro, promovendo ativação neuromuscular estabilizadora, sempre levando em consideração os sintomas do indivíduo[13,14].

Já em uma fase assintomática, o processo de fortalecimento é intensificado, com o início dos exercícios isotônicos para os músculos do manguito rotador e de cintura escapular. Nessa fase também é dado início ao alongamento de cápsula posterior, um dos fatores mais fortes para a diminuição da rotação medial do ombro lesionado[10,14].

Na última fase de reabilitação, os exercícios já estão sendo realizados de forma excêntrica, porém o objetivo principal deve ser o treinamento sensório-motor e o retorno gradativo à prática esportiva. Caso não exista melhora no quadro clínico em três meses ou haja incapacidade de retorno ao jogo competitivo dentro de seis meses, deve ser levada em consideração uma possível intervenção cirúrgica[11,13,14].

Cotovelo

O *tenis elbow* (epicondilite lateral – cotovelo de tenista) tem como fatores de risco: mecanismo do golpe, idade, frequência de jogo e vibração da raquete. A epicondilite lateral geralmente ocorre em praticantes recreacionais com idade entre 30 e 50 anos de idade (três a quatro vezes por semana) ou aqueles inexperientes que não tenham boa técnica, particularmente a do *backhand* e o inadequado condicionamento. Raquetes pesadas, rígidas, com tensões altas na corda e empunhadura de tamanho incorreto são também fatores que contribuem para a lesão[1].

A epicondilite medial é menos comum do que a epicondilite lateral, mas pode ser vista em jogadores que tentam bater na bola com excessivo *top spin* (efeito) no *forehand* ou máxima pronação no saque[1].

O esforço repetitivo e o uso contínuo dessas biomecânicas incorretas podem causar inflamação tendínea dos extensores de punho, principalmente do músculo extensor radial do carpo, próximo à origem no epicôndilo lateral. E no caso da epicondilite medial, esse processo inflamatório ocorre nos tendões flexores de punho[1].

Inicialmente, as atividades esportivas devem ser reduzidas ou até mesmo interrompidas para que o estímulo ao processo inflamatório seja cessado. Associado a isso, podem ser usados recursos como crioterapia, eletroestimulação analgésica e algumas técnicas de terapia manual[15,16].

Após a redução dos sintomas, num prazo de aproximadamente duas semanas de tratamento, exercícios isométricos de extensão de punho, de flexoextensão de cotovelo e de estabilização escapular podem ser feitos, associados com as atividades supracitadas[15,16].

A partir da quarta semana de tratamento, são iniciados os exercícios isotônicos, reproduzindo o gesto esportivo e auxiliando na correção biomecânica. O treinamento sensório-motor deve ter início a partir da quinta semana de tratamento, utilizando-se superfícies instáveis. Após sete semanas, o retorno ao esporte deve ser feito de maneira gradativa, podendo ser realizados treinos com raquetes de *badminton* e peteca, evoluindo para raquete de tênis e bola de espuma, e posteriormente para bola de tênis de criança (murcha)[15,16].

Lombar

A dor lombar é muito frequente em atletas ativos, chegando até 85% dos praticantes, tanto na forma aguda quanto na forma crônica.

Como um dos causadores da dor lombar no tênis, pode-se citar o movimento de saque. O atleta com uma biomecânica de saque errada normalmente realiza extensão excessiva da coluna lombar. Dessa forma, uma biomecânica errada, associada com a atividade repetitiva, pode provocar graves lesões, por exemplo, a espondilólise, fratura por estresse de uma das vértebras lombares, e a espondilolistese, que representa o escorregamento de uma vértebra sobre a outra[8].

Além da correção do gesto esportivo, atividades de estabilização lombar e pélvica são importantes para prevenir dores e/ou lesões mais graves na coluna lombar. O fortalecimento e a melhora do controle de contração de músculos abdominais, paravertebrais, *multifidus* e glúteos são de suma importância no trabalho de estabilização lombo-pélvica, tanto na fase de tratamento quanto na prevenção de lesões[8].

A dor lombar pode ser caracterizada em três fases: dor aguda, subaguda e crônica. Os objetivos fisioterapêuticos para as dores lombares consistem em: aliviar os sintomas e a tensão muscular, restaurar amplitudes de movimento, promover o reequilíbrio muscular e dar orientações para prevenir novas crises de dor[17].

Dor aguda

A dor lombar aguda normalmente ocorre por um período de menos de sete semanas. O tratamento fisioterapêutico consiste em eliminar os sintomas por meio de eletrotermofototerapias e técnicas de terapia manual, como Maitland e liberação miofascial. Porém, o foco principal do tratamento é a educação e a orientação do indivíduo, com o objetivo de evitar novas crises de dor. Isso pode ser feito por meio de correções posturais na rotina, por exemplo, orientar sobre a melhor postura para dormir e sentar, assim como ensinar e orientar sobre o fortalecimento dos músculos transverso do abdome, *multifidus* e paravertebrais[17,18].

Dor subaguda

A dor lombar subaguda é caracterizada por ter duração de sete semanas a três meses. A educação do atleta continua sendo de extrema importância, e o tratamento segue semelhante ao tratamento de dor aguda. Porém, o período de melhora dos sintomas é mais prolongado, e os exercícios de fortalecimento e estabilização mais complexos, como pranchas, flexões de braço e abdominais na bola suíça, são realizados a partir de quatro semanas de reabilitação[18].

Dor crônica

A dor lombar crônica é caracterizada por quadro sintomatológico que persiste por mais de três meses e está normalmente associada a lesões como hérnia discal, fratura por estresse da vértebra ou escorregamento da vértebra. Nesses casos, os cuidados para melhora dos sintomas devem perdurar por tempo maior[19].

Recursos como laserterapia, ultrassom terapêutico e eletroestimulação analgésica são recomendados. Como contraindicação relativa, as técnicas de terapia manual devem ser usadas com muita cautela, já que o risco de agravar as lesões de fratura por estresse ou escorregamento da vértebra é ainda maior[18,19].

Por isso, é importante uma avaliação detalhada levando em consideração os sintomas, os testes físicos, os gestos esportivos que acentuam a dor e seu tempo de existência[20,21].

Ainda no período em que os sintomas estão presentes, o fisioterapeuta já deve dar início às atividades de orientação e educação da contração dos músculos profundos do abdome (transverso do abdome). Dessa forma, assim que as dores sanarem, o atleta já estará com uma conscientização de contração bem desenvolvida, facilitando a realização de exercícios com grau de complexidade maior[20,21].

Quadril

As lesões no quadril correspondem de 1% a 27% de todas as lesões em tenistas, com prevalência de 1,3 lesão a cada 100 tenistas juvenis competitivos.

O tênis, por ser um esporte de movimentos predominantemente unilaterais, ocasiona aos seus praticantes desequilíbrio de trofismo muscular entre o lado dominante e o contralateral. Além disso, na biomecânica, o tênis tem exigido cada vez mais o uso de rotações de tronco e quadril para aumentar a geração de energia que potencializa o golpe. Uma das técnicas que vêm sendo muito utilizada é a batida na bola, no golpe *forehand*, com as pernas posicionadas em *open stance* (pernas afastadas e viradas de frente para a quadra). Esse golpe exige do atleta um movimento de rotação basicamente realizado sobre os quadris, sobrecarregando a articulação (Fig. 7.28). Tais alterações podem levar o quadril a sofrer lesões como bursite e tendinite e desgastes articulares.

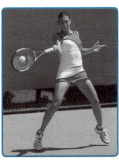

Fig. 7.28.

Bursite trocantérica

A bursite trocantérica é causada por desequilíbrios dos músculos glúteos e da banda do trato iliotibial e está normalmente associada com esforços repetitivos. Seus sintomas são dor na lateral da coxa, com irradiação para glúteos, e limitação de movimentos com grandes amplitudes. Cada atleta deverá ter uma abordagem individualizada, com base em suas fraquezas musculares e no padrão de atividade que realiza[22].

Na maioria dos casos, a bursite trocantérica é tratada por meios conservadores, como medicamentos anti-inflamatórios não hormonais e fisioterapia, que visa à analgesia, à melhora da flexibilidade, ao aumento da força e resistência muscular, além da correção da mecânica articular[22].

No início do tratamento, quando os sintomas ainda estão em fase aguda, serão utilizados recursos que aceleram o processo inflamatório e que reduzem a dor, como bolsa de gelo, estimulação elétrica nervosa transcutânea, ultrassom terapêutico e repouso[22-24].

Com a redução dos sintomas, são iniciadas atividades que geram aumento da **amplitude de movimento**, por meio de alongamentos que melhoram a flexibilidade de músculos como flexores de quadril, posteriores e anteriores de coxa, glúteos e trato iliotibial[23]. Nessa fase, também começam as atividades de **fortalecimento e reequilíbrio muscular**. Levando em consideração que os sintomas ainda não estão totalmente sanados, é importante iniciar as atividades de fortalecimento com exercícios isométricos da articulação diretamente envolvida e exercícios isotônicos das articulações adjacentes, como joelhos e tornozelos. As atividades devem evoluir de acordo com a melhora do indivíduo, passando para exercícios isotônicos e, posteriormente, excêntricos[25,26].

Na fase final de reabilitação, são introduzidas gradualmente atividades específicas relacionadas com o tênis, por exemplo, exercícios funcionais que atuem com flexão de joelhos associada com rotação de tronco, importante para o golpe *forehand* e *backhand*.

Impacto femoroacetabular

Outra lesão que tem ocorrido com frequência no tênis é o impacto femoroacetabular. Essa lesão ocorre por causa de alterações morfológicas do colo femoral (tipo *cam*), do lábrum acetabular (tipo *pincer*) ou das duas estruturas associadas (tipo misto) (Fig. 7.29)[27]. Essas alterações morfológicas, associadas com movimentos repetitivos e de grandes amplitudes, levam ao impacto do colo femoral com o lábrum acetabular, provocando degeneração dessa última estrutura[25,28]. Em casos em que o impacto femoroacetabular não recebe tratamento cirúrgico ou conservador, a doença pode evoluir para uma degeneração progressiva, como a osteoartrose do quadril[27].

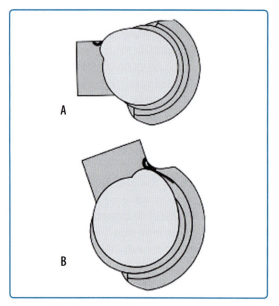

Fig. 7.29. Desenho esquemático que representa uma articulação em soquete, simulando impacto femoroacetabular do tipo misto. (**A**) extensão do quadril e (**B**) flexão do quadril.

Na maioria dos casos, o procedimento de recuperação é cirúrgico e a fisioterapia é mais atuante no pós-operatório. Atualmente, o procedimento cirúrgico é realizado com mais frequência por meio de artroscopia, na qual o cirurgião realiza a correção morfológica das estruturas envolvidas, promovendo a retirada da sobressalência óssea ou do fêmur, ou do acetábulo ou de ambas, e também a sutura da lesão da cartilagem acetabular (lábrum), caso esta já esteja instalada[29].

Nesses casos, a atuação do fisioterapeuta é imediata, logo nos primeiros dias de pós-operatório. Nessa fase inicial, são utilizadas técnicas de analgesia, relaxamento e manutenção da força muscular, e ensinamento da marcha com muletas com carga parcial. Deve-se evitar flexões de quadril acima de $90°$[28].

A descarga de peso é um fator importante para melhorar a estabilização da articulação coxofemoral e a reativação muscular. Dessa forma, na segunda semana já é ensinada a marcha com o uso de apenas uma muleta, sendo mantidas as técnicas de analgesia, como estimulação elétrica nervosa cutânea (TENS), gelo e massagens. Os exercícios isométricos para flexores de quadril e extensores de joelho e isotônicos de abdominais começam nessa fase, ainda com restrições de amplitude de movimento[28].

Na terceira e na quarta semana, os exercícios de força evoluem para concêntricos de rotadores externos de quadril, abdutores, flexores e extensores de joelho com carga baixa. Ainda é mantida a isometria dos flexores de quadril. Atividade aeróbia com bicicleta estacionária é iniciada nessa fase, com baixa carga e por 20 minutos[28].

A partir da quinta semana de pós-operatório, as atividades vão evoluindo gradativamente, de acordo com os sintomas do indivíduo, passando de exercícios isométricos para concêntricos e, posteriormente, para excêntricos. O treino sensório-motor a partir da sexta semana deve ser feito sobre superfície instável e com apoio bipodal, evoluindo de acordo com a melhora da condição muscular do atleta. Exercícios aeróbicos já passam para cargas mais elevadas, permitindo trote leve apenas a partir da nona semana[28].

Na fase final de reabilitação, entre a 13ª e a 16ª semana, o atleta já deve estar correndo e realizando atividades de deslocamentos laterais e arranques de corrida. Importante lembrar que o retorno ao esporte e às atividades intensas deve ser feito de modo gradativo e adaptativo, sempre se realizando testes funcionais de retorno ao esporte, prevenindo, dessa forma, uma nova lesão[28].

Joelho

As lesões de joelho são muito frequentes no meio esportivo em geral, e no tênis não é diferente. Dentre as lesões mais comuns, a tendinopatia patelar se destaca.

Também denominada como o "joelho do saltador" (*jumpers knee*), a tendinopatia patelar é uma típica lesão causada pelo esforço repetitivo com sobrecarga, e a frequência e a intensidade dos treinos e competições influenciam no desenvolvimento dos sintomas, assim como um elevado número de horas de treinamento por semana. Essa lesão é frequentemente encontrada durante atividades que envolvem corridas, saltos e mudanças repentinas de direção[30-32].

Após ocorrer rápido aumento na carga, na frequência ou na duração do treinamento, ou até mesmo uma mudança repentina do tipo de piso, o tendão pode não se adaptar rápido o suficiente, ocasionando uma pequena lesão. Em circunstâncias normais, essa pequena lesão vai se curar como parte normal da remodelação do tendão, porém, se o treinamento e a sobrecarga continuarem, essas pequenas lesões acarretarão alterações progressivas que, após um período de vários meses, se agravarão lentamente, prejudicando o desempenho em quadra[33].

A dor é de início insidioso e gradual, sendo geralmente localizada anteriormente (inserção proximal do tendão patelar) e sensível à palpação. Nos casos leves, a dor vai estar presente apenas após as atividades. Quando a doença progride, os sintomas são apresentados como dor no início das atividades específicas, ou até mesmo durante toda a atividade desportiva, interferindo significativamente no desempenho atlético. Em alguns casos, pode evoluir, tornando-se permanente, mesmo em repouso[30-32].

No exame físico, além da dor, podem-se observar espessamento do tendão, hipotrofia e fraqueza muscular, principalmente nos casos mais crônicos, dificultando a realização de atividades. Os exames de imagem, como a ultrassonografia e a ressonância magnética, podem contribuir no diagnóstico da lesão[30-34].

Na fase inicial de tratamento, o indivíduo deve ser orientado a reduzir a intensidade de treinamentos e jogos, assim como a seguir um tratamento analgésico, para o qual podem ser utilizados recursos eletrotermofototerapêuticos e gelo. A seguir, são iniciadas atividades de carga leve e sem impacto, por exemplo, uso de bicicletas ergométricas e exercícios na piscina (*deep running*). Outra preocupação nessa fase inicial é a manutenção da flexibilidade muscular, principalmente dos músculos quadríceps, tríceps sural e isquiotibiais. Para que a função do membro seja preservada, a força muscular é muito importante, por isso deve-se realizar a manutenção ou fortalecimento da musculatura adjacente ao joelho, principalmente de quadríceps, com contrações isométricas e agachamentos, sempre considerando o limite doloroso do paciente. Os exercícios proprioceptivos podem ser instituídos com a finalidade de que se mantenha a resposta muscular aos estímulos externos. Devem ser sempre levados em consideração os sintomas do indivíduo[31,32,34-37].

Na fase final de reabilitação, o nível de complexidade dos exercícios aumenta, passando de atividades isométricas e concêntricas para atividades excêntricas. Carga e intensidade podem ser adicionadas conforme evolução da força muscular e redução dos sintomas[30-33].

Na fase de retorno ao esporte, o indivíduo já deve estar assintomático e realizando exercícios de treinamento sensório-motor com habilidade, por exemplo, saltos, mudanças de direção, freagem e aceleração brusca na corrida[30-32].

Tornozelo

As lesões de tornozelo no tênis geralmente ocorrem em função de um incidente traumático, por exemplo, a entorse em inversão. Entre os fatores de risco que favorecem a lesão, podemos citar a mudança repentina do tipo de piso da quadra e a fadiga muscular dos estabilizadores de tornozelo, decorrente da sobrecarga de jogos e treinos[2,6].

Em piso de saibro (pó de tijolo), é muito comum o tenista realizar deslizes em quadra para buscar uma bola distante, já que o terreno permite. Após uma sequência grande de jogos nesse terreno, o atleta está adaptado a realizar esse tipo de movimento em quadra. Com a mudança repentina de piso, não havendo um período de adaptação, o atleta pode sofrer entorse de tornozelo na tentativa de realizar o deslize em um piso que não permite escorregamento, como nas quadras rápidas[2,6].

Os músculos fibular anterior, fibular posterior e tibial anterior e os ligamentos talofibular anterior, calcaneofibular e tibiofibular são considerados estabilizadores da articulação do tornozelo, não permitindo o mecanismo de entorse para inversão. Quando há sobrecarga de treinos e jogos, associada à intensa prática do tênis em quadra dura, onde o impacto é muito grande, a probabilidade de fadiga muscular é maior[38,39].

Portanto, é de suma importância para a prevenção da entorse de tornozelo realizar períodos de repouso durante os treinos e uma jornada em quadra dura de maneira gradativa.

Em uma entorse de tornozelo em inversão, as estruturas mais comumente acometidas são ligamentos talofibular anterior, calcaneofibular, tibiofibular e estiramento dos músculos fibulares. A extensão da lesão dessas estruturas varia de acordo com a intensidade do mecanismo de lesão, podendo ser apenas um pequeno estiramento ou até mesmo uma ruptura completa das estruturas supracitadas[38,39].

Para a entorse de tornozelo, quanto mais precoce a ação da fisioterapia, melhor são os resultados da reabilitação. Na fase aguda, técnicas como PRICE (proteção, repouso, gelo, compressão e elevação), eletroestimulação e laserterapia são bem-vindas para aliviar os sintomas, reduzir o processo inflamatório e acelerar a cicatrização.

Após o controle do edema e a diminuição dos sintomas dolorosos, é dado início às atividades que vão restabelecer a estabilidade e a força da articulação do tornozelo. Nessa fase, técnicas de terapia manual são bem-vindas, já que, após uma entorse de tornozelo, ocorrem anteriorização do tálus e posteriorização da fíbula, gerando dor com frequência. As técnicas de Mulligan e Maitland e a massagem profunda são efetivas nesse sentido e otimizarão o tempo para recuperar a amplitude de movimento[36,37].

Juntamente com as técnicas de terapia manual, são realizados exercícios de fortalecimento de maneira isométrica, priorizando os músculos que realizam a extensão e a pronação do pé, respeitando sempre a zona de conforto do indivíduo[38,39].

Na terceira fase, iniciam-se atividades isotônicas para todos os músculos responsáveis pelos movimentos dos tornozelos e treinamento sensório-motor de baixa complexidade, como apoio bipodal em superfícies instáveis[38,39].

Conforme a evolução da força e a melhora da ativação muscular da região acometida, exercícios de maior complexidade vão sendo introduzidos: marcha em superfícies instáveis; exercícios de membro superior associados a apoio unipodal em superfície instável; simulação de gestos esportivos com baixa intensidade[38,39].

O retorno ao esporte deve ser realizado de maneira gradativa, e o indivíduo já deve realizar atividades de grande complexidade, como saltos e deslocamentos em diversas direções, e reproduzir gestos esportivos com maior intensidade. Nessa fase, o uso de bandagens que promovem estabilização (elásticas ou rígidas) é recomendado. Porém, deve-se tomar cuidado com a adaptação ao estímulo, inibindo mecanorreceptores superficiais. Dessa forma, seu uso é recomendado, mas com cautela e apenas no período inicial do retorno ao esporte[39].

Fratura por estresse

As fraturas por estresse estão diretamente ligadas à sobrecarga de treinos e jogos. Uma das fraturas por estresse mais comuns no tênis é a fratura do quinto metatarso. Elas ocorrem porque os tenistas se utilizam muito do deslizamento na quadra para alcançar a bola e normalmente essa estratégia é realizada com a região lateral do pé[8,9].

Outra fratura por estresse que ocorre no tênis é a fratura de vértebra lombar. Ela ocorre por causa da sobrecarga de extensão realizada no movimento do saque. Atletas que procuram colocar muito efeito na bola durante o saque realizam uma extensão muito grande na coluna lombar, e esse tipo de movimento associado com sobrecarga de treinos pode levar a uma fratura[8,9].

As primeiras medidas a serem tomadas em casos de fratura por estresse incluem o repouso relativo, no qual o atleta deve ser afastado das atividades que causam os sintomas, e mudanças da atividade para um nível sem dor. Em alguns casos, o atleta será impedido de realizar determinados movimentos durante o treino; em casos com grau moderado da lesão, é necessário que os treinos sejam interrompidos; e, quando a severidade é ainda maior, o atleta deve até mesmo reduzir a descarga de peso[40-42].

O período de repouso tem o intuito de cicatrizar a lesão e pode variar de 2 a 12 semanas, mas em casos de alto risco pode durar mais tempo. Nessa fase é importante manter o condicionamento cardiovascular, sendo boas opções para isso a bicicleta ergométrica, natação e *deep running* (corrida na água), se livre de dor[40-42].

Além disso, esse período de afastamento é ideal para identificar os fatores de risco que possivelmente estão gerando a lesão. Entre esses fatores, devem ser investigados e considerados para o tratamento: desequilíbrios e encurtamentos musculares, sobrecarga de treinamento, erros de técnica, alterações na biomecânica provenientes de lesões prévias não tratadas e mudança nos equipamentos (por exemplo: calçados e raquetes)[40,41].

Atividades com maior impacto podem ser introduzidas assim que o atleta não apresentar mais dores. Esse processo pode levar alguns meses, pois deve ser realizado com cautela. Se o paciente voltar a apresentar sintomas, deve-se reduzir novamente a sobrecarga acrescentada para o nível livre de dor. Não existem evidências científicas, mas há um consenso clínico de que a carga de treinamento não deve ultrapassar 10% por semana quando o atleta se encontra no período de retorno gradativo para o esporte[40,41].

Quando a abordagem for em atletas do sexo feminino, alguns pontos deverão ser levados em consideração, como desordens alimentares, amenorreia ou alterações no ciclo menstrual, que podem levar a modificações na densidade óssea[40-42].

Lesões musculares

As lesões musculares que ocorrem no tênis são de músculos adutores, abdominais e, a mais comum, de panturrilha (*tennis leg*). As lesões de músculos adutores e abdominais são decorrentes normalmente de movimentos de grandes amplitudes; o estiramento ou ruptura de fibras musculares do abdome geralmente ocorre devido à grande extensão da coluna realizada durante o golpe saque; já a lesão em adutores ocorre quando o atleta realiza movimento de corrida muito forte para buscar uma bola e finaliza a jogada com grande abdução de quadril, ou seja, realiza uma contração muito forte seguida de um movimento de alongamento também muito forte[8,43,44].

Já as lesões de panturrilha decorrem normalmente de sobrecarga de treinos e torneios, no qual a musculatura sofre diversas contrações e ultrapassa o limite da fadiga, causando ruptura de fibras musculares[43,44].

O tratamento logo após uma lesão muscular inicia-se com repouso associado à crioterapia, elevação, compressão e estabilização (repouso) da área acometida, pois são conhecidos os efeitos que esses procedimentos geram. A aplicação deve durar de 15 a 20 minutos ao menos e pode ser repetida após 60 minutos[43,44].

Se o atleta estiver evoluindo bem com essas medidas iniciais, exercícios com participação mais ativa podem ser introduzidos, desde que dentro dos limites de dor, iniciando com contrações musculares isométricas e evoluindo para contrações isotônicas. Após essas atividades, em fase mais avançada, o treinamento excêntrico deve ser realizado para auxiliar no realinhamento da cicatriz e melhora do rendimento. Por fim, o treino funcional e de gestos esportivos deve ser incluído para preparar os atletas para o retorno ao esporte[43,44].

Alongamentos leves também podem ser introduzidos com o objetivo de realinhar com melhor qualidade a cicatriz que está se formando, no entanto deve-se estar atento quanto à dor relatada pelo paciente; caso exista dor, os alongamentos não são indicados[43,44].

Frequentemente, após lesões musculares, o próprio músculo acometido ou músculos próximos às áreas lesadas geram tensão em suas unidades, como forma de proteção, e isso pode causar dor. Nesse sentido, tratar lesões musculares pensando em liberações fasciais e musculares também é benéfico, e normalmente os pacientes relatam melhora dos sintomas logo após as aplicações dessas técnicas[43,44].

Não se deve esquecer de que a reabilitação de lesões musculares deve sempre respeitar o período de cicatrização/reparação tecidual para evitar piora no grau/severidade da lesão[43,44].

CONCLUSÃO

O tênis é um esporte de grande nível de complexidade e que requer habilidades física, técnica e psicológica muito apuradas.

As principais lesões são relacionadas à sobrecarga, ou seja, ao excesso de treinos e jogos e/ou a treinos errados. Nos amadores, as lesões estão associadas a técnicas e equipamentos inapropriados. Consultar um especialista de equipamentos para escolher a melhor opção de raquete (peso, equilíbrio e manutenção) e cordas (matéria, tensão e frequência de troca) é fundamental para ter bom desempenho e evitar sobrecarga de membros superiores.

Para o fisioterapeuta que for tratar um praticante de tênis amador ou profissional, é importante estudar a biomecânica detalhadamente, dessa forma haverá bom entendimento dos fatores que causam lesões, além de facilitar na escolha do melhor tratamento ou na elaboração de um programa preventivo.

Alguns cuidados com curativos para bolhas em mão e pés, bandagens para entorses (rígida ou elástica), acupuntura, entre outros, poderão ser acrescentados na terapêutica para o fisioterapeuta que trabalha com a modalidade.

REFERÊNCIAS

1. Galliet R. Tênis: metodologia do ensino. Rio de Janeiro, RJ: Sprint Ltda.; 1996. p. 17-22.
2. Silva R. Estudo da incidência das lesões ortopédicas em tenistas [tese]. São Paulo: Escola Paulista de Medicina – Universidade Federal de São Paulo; 2000. p. 1-100.
3. Nascimento C. Esportes olímpicos. São Paulo, SP: Kronos Gráfica e Editora Ltda.; 1976. p. 223-6.
4. Mattos WJ. A patria de raquete. Lance (Edição Especial). 2000:32-3.
5. Morris M, Jobe FW, Perry J, et al. Electromyographic analysis of elbow function in tennis players. Am J Sports Med. 1989;17(2):241-7.
6. Safran M. Manual of sports medicine. Philadelphia: Lippincott-Raven; 1998. p. 611-2.
7. Eliot B. Biomechanics and tennis. Br J Sports Med. 2006;40:392-6.
8. Abrams GD, Renstrom PA, Safran MR. Epidemiology of musculoskeletal injury in the tennis player. Br J Sports Med. 2012;46:492-8.
9. Sell K, Hainline B, Yorio M, et al. Injury trend analysis from US Open Tennis championships between 1994 and 2009. Br J Sports Med. 2012. [Epub ahead of print]
10. Cools AM, Declercq G, Cagnie B, et al. Internal impingement in the tennis player: rehabilitation guidelines. Br J Sports Med. 2008;42:165-71.
11. Ellenbecker TS, Cools A. Rehabilitation of shoulder impingement syndrome and rotator cuff injuries: an evidence-based review. Br J Sports Med. 2010;44:319-27.
12. Burkhart SS, Morgan CD, Kibler WB. The disabled throwing shoulder: spectrum of pathology part I: pathoanatomy and biomechanics. Arthroscopy. 2003;19(4):404-20.
13. Kirchhoff C, Imhoff AB. Posterosuperior and anterosuperior impingement of the shoulder in overhead athletes – evolving concepts. Int Orthop. 2010;34:1049-58.
14. Muth S, Barbe MF, Lauer R, et al. The effects of thoracic spine manipulation in subjects with signs of rotator cuff tendinopathy. J Orthop Sports Phys Ther. 2012;42(12):1005-16.
15. Stasinopoulos D, Stasinopoulos I, Pantelis M, et al. Comparison of effects of a home exercise programme and a supervised exercise programme for the management of lateral elbow tendinopathy. Br J Sports Med. 2010;44:579-83.
16. Ellenbecker TS, Nirschi R, Renstrom P. Current concepts in examination and treatment of elbow tendon injury. Sports Health: A Multidisciplinary Approach. 2013.
17. Van Tulder MW, Koes BW, Bouter LM. Conservative treatment of acute and chronic nonspecific low back pain. A systematic review of randomized controlled trials of the most common interventions. Spine. 1997;22:2128-56.
18. Philadelphia Panel. Philadelphia Panel evidence-based clinical practice guidelines on selected rehabilitation interventions for low back pain. Phys Ther. 2001;81:1641-74.
19. Koew BW, Bouter LM, van Memeren H, et al. A blinded randomized clinical trial of manual therapy and physiotherapy for chronic back and neck complaints: physical outcome measures. J Manipulative Physiol Ther. 1992;15:16-23.
20. França FB, Burke N, Caffaro R, et al. Effects of muscular stretching and segmental stabilization on stabilization on function disability and pain in patients with chronic low back pain: a randomized, controlled trial. J Manipulative Physiol Ther. 2012;35(4):279-85.
21. Lehtola V, Huomajoki H, Leinonen L, et al. Efficacy of movement control exercises versus general exercises on recurrent sub-acute nonspecific low back pain in a sub-group of patients with movement control dysfunction. Protocol of a randomized controlled trial. BMC Musculoskelet Disord. 2012;13:55.
22. Williams BS, Cohen SP. Greater trochanteric pain syndrome: a review of anatomy, diagnosis and treatment. Anesth Analg. 2009;108(5):1662-70.
23. Lustenberger DP, Ng VY, Best TM, et al. Efficacy of treatment of trochanteric bursitis: a systematic review. Clin J Sport Med. 2011;21(5):447-53.
24. Del Buono A, Papalia R, Khanduja V, et al. Management of the greater trochanteric pain syndrome: a systematic review. Br Med Bull. 2012;102:115-31.
25. Leunig M, Beaulé PE, Ganz R. The concept of femoroacetabular impingement: current status and future perspectives. Clin Orthop Relat Res. 2009;467:616-22.
26. Bharam S. Labral tears, extra-articular injuries, and hip arthroscopy in the athlete. Clin Sports Med. 2006;25:279-92.
27. Beck M, Kalhor M, Leunig M, et al. Hip morphology influences the pattern of damage to the acetabular cartilage: femoroacetabular impingement as a cause of early osteoarthritis of the hip. J Bone Joint Surg. 2005;87(7):1012-8.
28. Yazbek PM, Ovanessian V, Martin RL, et al. Nonsurgical treatment of acetabular labrum tears: a case series. J Orthop Sports Phys Ther. 2011;41(5):346-53.
29. Villar RN, Khanduja V. The arthroscopic management of femoroacetabular impingement. Knee Surg Sports Traumatol Arthrosc. 2007;15:1035-40.
30. Rees JD, Maffulli N, Cook J. Management of tendinopathy. Am J Sports Med. 2009;37(9):1855-67.
31. Peers KHE, Lysens RJJ. Patellar tendinopathy in athletes. Current diagnostic and therapeutic recommendations. Sports Med. 2005;35(1):71-87.
32. Cook JL, Khan KM, Purdam CR. Conservative treatment of patellar tendinopathy. Phys Ther Sport. 2001;35(5):291-4.

33. Fredberg U, Stengaard-Pedersen K. Chronic tendinopathy tissue pathology, pain mechanisms, and etiology with a special focus on inflammation. Scand J Med Sci Sports. 2008;18:3-15.
34. Kountouris A, Cook JL. Rehabilitation of Achilles and patellar tendinopathies. Best Pract Res Clin Rheumatol. 2007;21(2):295-316.
35. van der Worp H, van Ark M, Roerink S, et al. Risk factors for patellar tendinopathy: a systematic review of the literature. Br J Sports Med. 2011;45:446-52.
36. Hubbart TJ, Hertel J. Anterior positional fault of the fibula after sub-acute lateral ankle sprains. Man Ther. 2006;13:63-7.
37. Vincenzino B, Branjerdporn N, Teys P, et al. Initial changes in posterior talar glide and dorsiflexion of the ankle after mobilization with movement in individuals with recurrent ankle sprain. J Orthop Sports Phys Ther. 2006;36(7):464-71.
38. Hertel J. Sensorimotor deficits with ankle sprains and chronic ankle instability. Clin Sports Med. 2008;27:353-70.
39. Janssen KW, van Mechelen W, Verhagen EALM. Ankles back in randomized controlled trial (ABrCt): braces versus neuromuscular exercises for the secondary prevention of ankle sprains. Design of a randomised controlled trial. BMC Musculoskeletal Disord. 2006;12(210):1-9.
40. Young AJ, Mcallister DR. Evaluation and treatment of tibial stress fractures. Clin Sports Med. 2006;25:117-28.
41. Diehl JJ, Best TM, Kaeding CC. Classification and return-to-play considerations for stress fracture. Clin Sports Med. 2006;25:17-28.
42. Patel DS, Roth M, Kapil N. Stress fractures: diagnosis, treatment and prevention. Am Fam Phys. 2011;1(83):39-46.
43. Jarvinen TA, Jarvinen TL, Kaarlainen M, et al. Muscle injuries: biology and treatment. Am J Sports Med. 2005;5(33):745-64.
44. Kwat HS, Lee KB, Han YM. Ruptures of the medial head of the gastrocnemius ("tennis leg"): clinical outcome and compression effect. Clin Imaging. 2006;30:48-53.

Capítulo 8

Natação

Fabricio Rapello Araújo
Leonardo Augusto Troccoli de Medeiros

INTRODUÇÃO

Desde a Pré-História, o homem já praticava a natação, lançando-se no meio líquido em busca de alimentos ou fugindo de perigos em terra. No Egito Antigo, há 3 mil anos, foram encontrados os primeiros relatos sobre o ensino da modalidade, e as primeiras competições foram originadas na Grécia, durante a disputa dos Jogos Ístmicos, em homenagem a Poseidon[1].

Entre 500 e 1500, a natação foi proibida na Europa com a alegação de que transmitia doenças. Em 1800, houve o renascimento do esporte, cujo prestígio foi retomado por meio da popularização, do incentivo à prática recreacional e da organização das primeiras competições do mundo moderno, promovidas pelo alemão Guths Muths. Na Inglaterra, tem-se notícia da existência de associações desportivas promovendo a natação competitiva desde 1839[1].

O primeiro estilo de nado adotado foi o peito, ou clássico. Na década de 1870, o inglês J. Arthur Trudgeon levou da América do Sul para a Inglaterra o estilo *trudgeon*, conhecido atualmente como estilo *crawl* ou livre. Nos primeiros Jogos Olímpicos da Era Moderna, em Atenas, em 1896, foram introduzidas as provas de 100, 200 e 1.200m, e as primeiras disputas realizadas em piscina ocorreram nos Jogos dos Estados Unidos em 1904[2].

No Brasil, somente em 1898 foram instituídos os primeiros campeonatos nacionais de natação, com uma única prova, de 1.500m, no estilo livre. Em 1914, foi fundada a Confederação Brasileira de Desportos Aquáticos, entidade responsável pela organização e promoção da natação esportiva no país[2,3].

Atualmente, a natação no Brasil é praticada por todas as classes sociais e diferentes faixas etárias. A modalidade competitiva tem início aos 8 anos na categoria mirim, estendendo-se até a classe máster, com idade acima de 95 anos.

MECÂNICA DOS FLUIDOS

As principais particularidades da natação em relação aos demais esportes estão relacionadas ao seu ambiente de prática (meio líquido), à sua forma de execução (em suspensão ou flutuação) e à interação estabelecida entre o corpo do nadador e a água para obter movimento[4]. Por essa razão, o fisioterapeuta deve ter conhecimento dos principais conceitos biomecânicos do nado, especialmente no que diz respeito às forças peculiares ao meio aquático que estão atuando no nadador, e dos gestos esportivos executados pelo atleta; isso possibilitará a detecção mais precisa de eventuais erros técnicos no gestual e melhor interpretação dos mecanismos de lesão.

A força peso e o empuxo hidrostático determinam a flutuabilidade do nadador, enquanto as forças propulsivas e de resistência (arrasto) são responsáveis pela velocidade do nado (Fig. 8.1)[5-7].

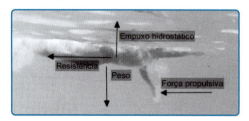

Fig. 8.1. Forças do meio líquido que atuam no nadador.

Quando o nadador se desloca na água, tem-se a ação de três forças de resistência: resistência de forma, resistência de onda e resistência por fricção[7].

A resistência de forma é provocada pela modificação do fluxo laminar da água para um fluxo turbulento, sendo caracterizada por pressão hidrostática gerada na frente e atrás do corpo do nadador, e é responsável pela frenagem do movimento do atleta (Fig. 8.2)[8].

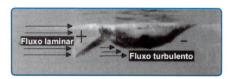

Fig. 8.2. Resistência de forma.

A resistência de onda ocorre quando um corpo se move na interface entre a água e o ar, sendo caracterizada pelo choque do nadador com a massa de água das ondulações formadas em consequência do seu avanço. Em velocidades de nado mais altas, e especialmente durante a execução de movimentos ascendentes e descendentes dos segmentos corporais do atleta, são geradas forças de resistência de onda de magnitudes mais elevadas[7].

A resistência por fricção é aquela gerada pelos pelos corporais em relação à água e é uma das áreas de estudo que mais têm evoluído nos últimos anos. A fricção vai depender da superfície em contato com a água, da viscosidade da água (que pode modificar-se ligeiramente com a temperatura), do coeficiente de fricção da pele, da quantidade de cabelo, do tipo de maiô e da velocidade de nado[7].

Embora os nadadores tenham desenvolvido o hábito de se depilar, reduzindo, portanto, o atrito com a água, novos avanços tecnológicos foram introduzidos como a utilização dos famosos "super-maiôs", constituídos de poliuretano, que possibilita maior flutuabilidade, menor resistência por fricção, melhor desempenho do atleta e, consequentemente, a quebra de inúmeros recordes mundiais. No entanto, a Federação Internacional de Natação (FINA) limitou o uso desse recurso em 2010, sendo permitidas apenas as bermudas para os homens e os maiôs acima do joelho para as mulheres.

Já a propulsão no ambiente aquático depende de três fatores: direção, ângulo de ataque e velocidade[4]. A mudança na direção, principalmente das mãos, durante as braçadas, permite aos nadadores encontrarem maiores volumes de água sem turbulência, a fim de proporcionar maior deslocamento na água[8].

O ângulo de ataque compreende o ângulo de inclinação da mão, do braço, do pé ou da perna do nadador para a direção em que ele está se movendo durante a realização da braçada ou pernada, respectivamente. A força propulsiva aumenta consideravelmente quando o ângulo de ataque se aproxima de 45º e diminui à medida que se aproxima dos 90º em relação ao centro de massa do corpo[4]. Na década de 1980, um estudo investigou a velocidade de propulsão dos membros superiores de nadadores de elite e concluiu que os atletas com melhor desempenho aceleravam suas mãos desde o início até o final da parte submersa de suas braçadas[8].

Atualmente, orienta-se os nadadores a realizarem as ações propulsivas com os cotovelos em uma posição elevada (cotovelo alto), criando, assim, uma posição com maior vantagem mecânica, tracionando melhor a água, resultando em maior eficiência propulsiva. Além disso, a fase propulsiva das braçadas está relacionada à profundidade das mãos, que devem se encontrar entre 15 e 30 cm abaixo do nível da água antes do início da aplicação de força[9].

O nadador deve aumentar a sua força propulsiva ou diminuir o arrasto para que haja maior velocidade do nado[6]. No entanto, os incrementos na capacidade propulsiva exigem uma mecânica de gesto mais aprimorada e treinamento para aumentar a potência do nado. Esse processo pode levar semanas, enquanto as forças de resistência podem ser reduzidas mediante uma orientação diferente do corpo do nadador.

BIOMECÂNICA DA NATAÇÃO

As características específicas de cada estilo levaram, no final da década de 1990 e início da década de 2000, à produção de inúmeros trabalhos e estudos a respeito da natação, ocorrendo, assim, um grande investimento em análise cinemática dos gestos esportivos com a utilização de filmagens subaquáticas[5].

Na prática do esporte atual, existem quatro estilos com gestual e padrões de movimento específicos: o nado *crawl* ou livre (*freestyle*), que é mais rápido; o peito, que é mais lento; o estilo borboleta; e o nado de costas. Além disso, é necessário considerar que existem provas de velocidade (50 e 100m), de meio-fundo (200 e 400m) e de fundo (800 e 1.500m)[4].

O desenho (*design*) da braçada dos membros superiores na natação é denominado varredura. As varreduras são divididas em quatro grupos: varredura para fora, para baixo, para dentro e para cima (Tabela 8.1)[4].

Tabela 8.1. As quatro varreduras básicas dos braços utilizadas por nadadores de competição

1. Varredura para fora: durante a parte submersa da braçada, o movimento inicial nos nados borboleta e peito
2. Varredura para baixo: durante a parte submersa da braçada, o movimento inicial usado nos nados *crawl* e costas
3. Varredura para dentro: o segundo movimento usado em todos os estilos de competição
4. Varredura para cima: o movimento final nos nados *crawl* e borboleta

Adaptada de: Maglischo, 1999[4].

O estilo *crawl* é composto por quatro fases: três varreduras diagonais submersas (uma para baixo, uma para dentro e uma para cima) e a fase de recuperação, sempre com pernadas alternadas. O estilo borboleta é caracterizado por uma varredura para fora, uma para dentro, uma para cima e a fase de recuperação, sendo realizados dois ciclos de pernada (golfinhada) para cada braçada. No estilo costas, são realizadas quatro varreduras submersas (uma para baixo, uma para cima, outra para baixo e outra para cima) e a fase de recuperação com pernadas alternadas. O estilo peito é o mais lento e o que mais difere de todos, pois sua ação propulsiva está concentrada praticamente nos membros inferiores. Os praticantes do estilo peito realizam uma braçada semicircular curta e uma pernada, que é dividida em três fases: varredura para fora, varredura para dentro e fase de recuperação[4].

EPIDEMIOLOGIA DAS LESÕES NA NATAÇÃO

Diversos estudos sobre a incidência de lesões na natação apontam o ombro, o joelho, os músculos adutores do quadril e a coluna vertebral como as regiões mais acometidas[10-12].

Um estudo recente avaliou 94 nadadores de elite, sendo 44 do sexo feminino e 50 do masculino, demonstrando que cerca de 70% deles haviam perdido treinos por causa de lesões e em 38% dos casos as afecções foram provocadas por atividades fora da piscina. Outro dado interessante desse trabalho foi que os atletas com menor tempo de prática tiveram maior incidência de lesão[10].

LESÕES E DISFUNÇÕES NO OMBRO

A dor no ombro do nadador tem inúmeras causas, que, segundo a literatura, ainda não estão muito bem definidas. A região mais acometida é a anterossuperior, próxima ao processo coracoide, seguida pela região lateral e posterossuperior. Normalmente é unilateral, mais comum no membro superior dominante, não relacionada ao lado preferencial da respiração, sendo observada com maior frequência, em ordem decrescente, nos estilos *crawl*, costas, borboleta e peito[13-19].

Diversos autores afirmam que os microtraumatismos oriundos do treinamento geram instabilidade na articulação do ombro, aumentando o risco de lesão[11,13-16]. Deve-se considerar ainda que, independentemente da especialidade do nadador, o nado *crawl* é o estilo base do treinamento, sendo executado com maior volume e frequência quando comparado aos outros estilos.

Os nadadores mais eficientes tecnicamente são mais flexíveis, apresentando altos graus de frouxidão ligamentar e capsular[16,19,20]. A flexibilidade é fundamental para um bom desempenho do nadador, permitindo melhor aproveitamento da sua força, velocidade e coordenação[21]. No entanto, o ponto de transição entre o alto grau fisiológico e o patológico é muito pequeno nos nadadores. Sendo assim, atletas de níveis competitivos mais altos são mais suscetíveis a desenvolver frouxidão patológica e, como consequência, adaptações potencialmente prejudiciais[16].

Uma pesquisa avaliou a mobilidade passiva de ombro em 32 nadadores de elite de ambos os sexos, concluindo que a grande maioria dos atletas examinados apresentou hipermobilidade bilateral durante a abdução, rotação lateral e flexão de ombro e hipomobilidade na rotação medial, quando comparados a indivíduos não atletas[22].

Corroborando o estudo anterior, foi realizada uma análise da amplitude de movimentação (ADM) passiva em rotação medial e lateral de 20 nadadores de elite assintomáticos. A média da ADM em rotação medial do ombro dominante foi de 52°, comparada a 70° do grupo controle. No ombro não dominante, a rotação medial dos nadadores foi de 64° contra os 75° dos controles. Esse déficit é denominado *glenohumeral internal rotation disfunction* (GIRD) e pode ocorrer, provavelmente, por causa da retração das estruturas da cápsula posteroinferior[23].

Quanto à rotação lateral, foi encontrada uma média de ADM de 104° no ombro dominante comparada a 99° do grupo controle, e de 101° contra 96° no ombro não dominante. O aumento da mobilidade em rotação lateral se deve à maior lassidão da região anteroinferior da cápsula articular, atuando como principal mecanismo na gênese da instabilidade anterior de ombro em nadadores[23].

Os músculos mais ativos da cintura escapular durante todo o ciclo propulsivo são o serrátil anterior, o subescapular e o trapézio inferior. Cerca de 70% das queixas dolorosas em ombro foram relatadas durante a fase propulsiva (Fig. 8.3), e somente 18% delas foram descritas na fase de recuperação[24].

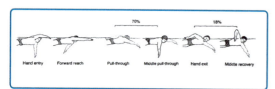

Fig. 8.3. Fases da braçada na natação: entrada, propulsão, recuperação.

Isso ocorre porque, em nadadores com ombros sintomáticos, há diminuição da ativação do serrátil anterior, do trapézio inferior e dos romboides durante a fase propulsora, possivelmente por serem músculos mais suscetíveis à fadiga, resultando no desenvolvimento de instabilidade escapular[24]. Na fase de recuperação, há redução da ativação do subescapular e aumento da atividade do infraespinhal e redondo menor, o que, por hipersolicitação ou fadiga, levaria a instalação de pontos gatilhos e síndrome miofascial[13,18].

Foram investigadas a ocorrência de discinesia escapular e a associação desta com dor no ombro em nadadores de nível competitivo. Dos 36 atletas avaliados, 99,4% eram destros e 86,1% referiram dor no ombro, sendo 58,1% localizadas no lado direito, confirmando a relação da prevalência da queixa dolorosa com a dominância do membro superior do nadador[25].

O sistema de avaliação da discinesia escapular proposto por Kibler e McMullen[26] possui bom índice de reprodutibilidade quando aplicado em atletas de natação[27]. O *Slide Lateral Scapular Test* foi positivo em 24 nadadores (69,4%), constatando-se, ainda, que 80% dos nadadores com positividade no exame referiram dor no ombro. Já a filmagem do teste dinâmico do ritmo escapuloumeral demonstrou que 21 atletas (58,3%) possuíam alguma assimetria entre o posicionamento inicial da escápula e a mobilidade escapular em algum dos dois ombros. Dezessete sujeitos (47,2%) evidenciaram algum tipo de discinesia escapular no ombro direito, sendo oito do tipo I (22,2%), sete do tipo II (19,4%) e dois do tipo III (5,6%). Já 12 atletas (33,3%) demonstraram essa mesma característica no ombro esquerdo, com o mesmo padrão de distribuição. No entanto, não foi identificada nenhuma assimetria em 15 nadadores (41,7%), sendo classificados como do tipo IV[25].

Muitos estudos têm demonstrado uma possível correlação entre dor no ombro e desequilíbrio muscular em nadadores. Os principais músculos propulsores na natação são os rotadores mediais e adutores de ombro, e há a possibilidade de ocorrer desequilíbrio muscular em relação aos abdutores e rotadores laterais. Em uma articulação com boa estabilidade, essas alterações parecem ser bem toleradas, porém, em um ombro instável, forças de cisalhamento são geradas, produzindo dor[16].

Os rotadores laterais e os estabilizadores posteriores do ombro podem ficar sobrecarregados na tentativa de conter a translação anterior da cabeça umeral, resultando em fadiga muscular, tendinopatias e síndrome do impacto secundária[16].

Um estudo inicial realizou testes isocinéticos de ombro em 32 nadadores de elite, sendo 8 homens e 24 mulheres, em uma velocidade angular de 60°/seg., e identificou uma relação agonista/antagonista entre os rotadores laterais e mediais de ombro em torno de 70% no lado direito e 71% no esquerdo, valores que se encontravam dentro de parâmetros normativos (67% a 75%). Já os valores da relação entre os adutores e abdutores de ombro encontrados foram de 56% no lado direito e 57% no esquerdo, também próximos aos índices normais (50%). Porém, os resultados foram obtidos sem distinção entre o gênero dos atletas[22].

Outros trabalhos posteriores realizaram avaliações isocinéticas de ombro em 19 nadadores de elite assintomáticos, em uma velocidade angular de 60°/seg. Nove nadadoras apresentaram uma relação agonista/antagonista entre os rotadores laterais e mediais de 43,5% no ombro dominante e de 40% no não dominante. Já nos 10 nadadores testados, a relação foi de 45% no lado dominante e 40% no não dominante. Em ambos os casos, identificaram-se redução da força muscular dos rotadores laterais de ombro e desequilíbrio muscular no manguito rotador[28]. Outra pesquisa reforça esses achados, tendo sido observada uma relação agonista/antagonista de 52% entre os rotadores laterais e mediais do ombro direito de 20 nadadores competitivos do sexo masculino[29].

Outro estudo avaliou 27 indivíduos em idade púbere, sendo 15 do sexo masculino e 11 do feminino. Utilizando-se de um dinamômetro isocinético a uma velocidade de 60°/seg., encontrou uma relação entre os rotadores laterais e mediais em torno de 65% no ombro dominante e 69% no não dominante nos meninos. Nas meninas, esses valores foram de 69% no ombro dominante e de 77% no não dominante. Esses achados sugerem que o desequilíbrio muscular do manguito rotador é iniciado ainda em faixas etárias mais baixas, provavelmente como consequência do próprio treinamento com foco competitivo[30].

Durante a fase de recuperação da braçada do estilo livre, a elevação incorreta do cotovelo pode favorecer a diminuição do espaço subacromial. Além disso, a fadiga dos depressores da cabeça umeral e a respiração unilateral, associada a menor rotação de tronco, podem gerar padrões de movimento incorretos, contribuindo para a instalação de lesões[31].

Na Fig. 8.4, pode-se verificar que a rotação do tronco vai influenciar no posicionamento do cotovelo e, como consequência, no movimento escapular. Em nossa prática, percebemos que a queda do cotovelo na recuperação também se dá devido à diminuição do componente de rotação interna do ombro que, por fadiga ou por dor, é modificado.

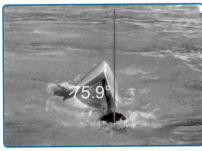

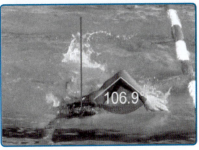

Fig. 8.4. Fase de recuperação com rotação de tronco assimétrico e respiração unilateral.

No início da fase submersa da braçada, na entrada da mão na água, pode ocorrer o chamado *crossover* compensatório[17] como sendo uma rotação assimétrica do tronco, com o posicionamento da mão à frente da cabeça ultrapassando a linha média. A fase de varredura para baixo/agarre é considerada um período posicional e não propulsivo (Fig. 8.5)[4]. Nesse momento, o atleta deve direcionar sua mão para baixo, com o punho em posição neutra alinhado ao cotovelo. Quando nessa fase os nadadores, principalmente os velocistas, executam um agarre precoce, geralmente posicionando o punho em flexão com a queda do cotovelo, provoca-se uma sobrecarga no ombro, gerando uma fase propulsiva mais longa, facilitando a fadiga do deltoide e do manguito rotador[18,19]. Já na fase de varredura para dentro, ocorre uma adução com rotação medial do ombro, diminuindo o espaço subacromial, comprometendo as estruturas dessa região[16].

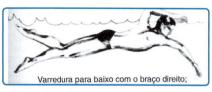
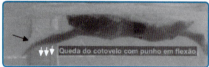

Fig. 8.5. Erro na varredura para baixo/agarre.

Lesões e disfunções na coluna vertebral[32-42]

Estudos comprovam que 15% a 20% das lesões em nadadores ocorrem na coluna vertebral[11,12,31]. As posturas corporais mais comuns nesses atletas são protrusão cefálica, retificação cervical, protrusão de ombros, protração de escápulas, hipercifose torácica, hiperlordose lombar, anteversão pélvica e *recurvatum* de joelhos[43].

Na região lombar, o mecanismo de hiperextensão da coluna durante a ondulação do estilo borboleta, associado à hipermobilidade e ao padrão postural clássico de hiperlordose lombar encontrado em nadadores, aumenta a inclinação pélvica anterior, causando compressão nas facetas articulares, favorecendo a ocorrência de lombalgia mecânica e o desenvolvimento de espondilólises, espondilolisteses e lesões degenerativas[12,32].

Uma pesquisa gerou uma hipótese de que os esforços repetitivos da natação poderiam provocar degenerações lombares. Por meio de exames de ressonância magnética, foi constatado que dois terços dos 56 nadadores de elite de ambos os sexos do Japão avaliados apresentaram níveis diferentes de degenerações discais, sendo mais incidentes no nível de L5/S1. Com relação ao estilo mais frequente de acometimento, foi constatado, entretanto, que a maioria dos atletas (38%) era do estilo livre[33].

Um estudo avaliou 20 nadadores de elite, assintomáticos, velocistas, que foram divididos em dois grupos, constituídos de 12 atletas de nado assimétrico (nove de estilo livre e três de estilo costas) e oito competidores de nado simétrico (quatro de peito e quatro de borboleta) e submetidos a testes isocinéticos dos músculos flexores e extensores de tronco, em velocidades angulares de 90° e 120°/seg. Todos os competidores de ambos os grupos avaliados apresentaram valores da relação agonista/antagonista abaixo dos índices normativos (grupo nado assimétrico: 82% a 90°/seg e 78% a 120°/seg – grupo nado simétrico: 71% a 90°/seg e 78% a 120°/seg). Embora os extensores de tronco sejam compostos de fibras musculares do tipo I-A, de metabolismo oxidativo, contração lenta e com funções postural e antigravitacional, provavelmente a demanda imposta pelo treinamento, caracterizada por períodos de contração mais rápida e com menor tempo de resposta desse grupo muscular, induziu-os a agirem como músculos fásicos, contribuindo, portanto, para a ocorrência desse desequilíbrio muscular[34].

Não foram encontradas, entretanto, diferenças significativas no que diz respeito aos picos de torque flexor e extensor, nem na relação agonista/antagonista entre os grupos testados, em ambas as velocidades, sugerindo não haver predisposição para a ocorrência desse desequilíbrio muscular de tronco para um estilo específico. Somente a potência média dos extensores de tronco foi maior, em ambas as velocidades, nos nadadores do estilo livre e costas, provavelmente como consequência da utilização desse grupo muscular na manutenção do posicionamento do tronco durante a fase de propulsão[34].

Quanto à coluna torácica, a lesão mais comum é a doença de Scheurmann (coluna do nadador), não existindo consenso quanto aos mecanismos de lesão[35]. Provavelmente, as razões para o surgimento dessa afecção estariam relacionadas à típica frouxidão ligamentar do nadador, à postura hipercifótica dorsal e à grande ação exercida pela coluna torácica no mecanismo propulsivo do nado. Esses fatores, associados ainda à sobrecarga imposta aos músculos adjacentes às costelas, podem levar à instalação de inflamação na região costal e ao desenvolvimento de outra lesão comum nessa região: a costocondrite costal[36].

Na região cervical, as queixas dolorosas mais frequentes estão geralmente relacionadas com erros técnicos e presença de fadiga muscular e desvios posturais decorrentes de erros na execução do gesto esportivo, como hiperextensão cervical no momento da respiração do estilo borboleta e rotação cervical unilateral no estilo *crawl*[37]. A rotação cervical ativa foi avaliada em 40 nadadores de elite entre 14 e 17 anos, comparados com 40 sujeitos de um grupo controle. Os nadadores apresentaram cerca de 9º a mais de ADM em rotação cervical bilateralmente que os controles, além de demonstrarem relação direta entre maior ADM de rotação cervical e o lado preferencial de respiração. Atletas com respiração unilateral esquerda denotaram 4,9º a mais de rotação cervical à esquerda, e nadadores de respiração unilateral direita apresentaram 5,2º a mais de rotação cervical direita[38]. A redução da rotação do tronco no estilo livre poderia explicar esse aumento da rotação cervical no momento da respiração, gerando desequilíbrios musculares e consequente instalação das síndromes miofasciais, especialmente em escalenos e trapézio superior.

Lesões e disfunções no quadril, coxa e joelho

As lesões do quadril, coxas e joelho estão intimamente associadas à pernada do estilo peito, pois cerca de 70% da força propulsora do estilo são decorrentes dos membros inferiores. As regiões mais afetadas envolvem as estruturas mediais do joelho e os músculos adutores do quadril[1,4,40,41].

Diversos fatores foram descritos como preditores para lesões do joelho no nado peito, como desvio do eixo mecânico, instabilidade femoropatelar, lassidão ligamentar, maior tempo de prática e treinos com maiores volumes. Outros fatores foram descritos como o desequilíbrio entre flexibilidade articular e força muscular, déficit da musculatura adutora quando comparada à abdutora de quadril e limitação da rotação interna do quadril[40,41].

Em um estudo, 12 nadadores de elite, na faixa etária de 15 a 22 anos, foram submetidos a testes isocinéticos dos músculos abdutores e adutores de quadril, em uma velocidade angular de 30º/seg. Todos os atletas apresentaram, em média, déficit de 13% no pico de torque dos adutores de quadril quando comparados a indivíduos saudáveis, não atletas, da mesma idade, e oito nadadores (66,7%) demonstraram déficit dos músculos adutores acima dos valores considerados aceitáveis, que giram em torno de 10%[42].

Porém, o fator primário na gênese dessas lesões é a execução da pernada com excesso de abdução do quadril durante a execução da fase de varredura para fora. Esse movimento incorreto gera valgismo excessivo associado a aumento do componente de rotação externa e pode provocar aumento do bocejo medial com afrouxamento articular, inflamação e desgaste do ligamento colateral medial (síndrome do estresse medial), osteoartrose patelofemoral e sinovite medial do quadril[40,41].

TRATAMENTO FISIOTERAPÊUTICO

O tratamento fisioterapêutico dessas lesões e disfunções mais frequentes do ombro do nadador, portanto, teria como objetivos principais: restauração da mobilidade articular do ombro, principalmente em rotação medial; redução das retrações da cápsula posterior; relaxamento muscular e alívio de pontos gatilhos nos músculos infraespinhal e redondo menor; melhora da estabilização escapular, enfatizando a ativação do trapézio inferior, romboides e serrátil anterior; normalização do ritmo escapuloumeral; ganho de força e resistência dos músculos do manguito rotador, com ênfase nos rotadores laterais; reeducação e readaptação sensório-motora e funcional do ombro; correções de técnica do gesto esportivo[13,43-46].

Quanto à coluna lombar, os principais focos do tratamento estão direcionados à melhora da postura da região lombo-pélvica, com atenuação da anteversão pélvica e hiperlordose lombar, ao aumento da estabilidade lombo-pélvica, enfatizando a ativação do transverso abdominal e multifídeos e no ganho de força e resistência dos músculos do tronco, com ênfase nos músculos abdominais. Já na coluna dorsal, o fortalecimento dos músculos paravertebrais torácicos e a melhora da postura, na tentativa de redução da hipercifose torácica, são as chaves principais do tratamento nessa região.

Na coluna cervical, os objetivos principais estão relacionados a: melhora da mobilidade passiva e ativa da cervical, especialmente no movimento de rotação contralateral ao lado preferencial da respiração; relaxamento muscular e alívio de pontos gatilhos em escalenos e trapézio superior; aumento da estabilidade craniocervical, por meio da melhora da ativação dos músculos flexores profundos cervicais; reeducação da postura cefálica, direcionada à normalização da retificação cervical; e correção do gesto esportivo, especialmente quanto à orientação técnica para os atletas realizarem respiração bilateral e rotação adequada do tronco durante a respiração no estilo *crawl*[45].

Já nos membros inferiores, a melhora da mobilidade passiva e ativa em rotação interna de quadril, o aumento da força e da resistência dos músculos abdutores e rotadores laterais do quadril, a estabilização da pelve e do quadril, com melhora da ativação dos músculos pelve-trocantérios (porção posterior dos glúteos médio e máximo), e a correção da pernada no estilo peito são as principais propostas de tratamento nessas áreas[41].

REFERÊNCIAS

1. Coulsilman JE. The science of swimming. Englewood Ciffs, NJ: Prentice-Hall; 1971.
2. Confederação Brasileira de Desportos Aquáticos (CBDA), 2004. Disponível em: <www.cbda.org.br>.
3. Rodríguez L. História da natação e evolução dos estilos. Natação, Saltos e Waterpolo. 1997;19(1):38-49.
4. Maglischo EW. Nadando ainda mais rápido. Tradução: Fernando Gomes do Nascimento. São Paulo: Manole; 1999.
5. Vilas Boas JP, Costa L, Santos S, et al. Novas aplicações de tecnologia computacional e biomecânica ao desenvolvimento em natação. XII Congresso de Ciências do Desporto e Educação Física dos Países de Língua Portuguesa, Porto Alegre, Brasil, 17 a 20 de Setembro de 2008.
6. Fernandes R, Santos Silva JV, Vilas Boas JP. Natação: vivências específicas e conhecimentos teóricos básicos. Coletânea de textos. Porto: AE-FCDEF-UP; 1997. p. 281-352.
7. Belloch PS. A análise em biomecânica da natação. Faculdade de Ciências da Atividade Física e o Esporte. Universitat de Valência; 2006. Disponível em: <http://www.notinat.com.es/docs/analisis_biomecanico_en_natacion.pdf>.
8. Bixler B, Riewald S. Analysis of a swimmer's hand and arm in steady flow conditions using computational fluid dynamics. J Biomech. 2002;35:713-7.
9. Nakamura OF. Natação 4 estilos: defeitos e correções. São Paulo: Ícone; 1997.
10. Wolf BR, Ebinger AE, Lawler MP, et al. Injury patterns in division I collegiate swimming. Am J Sports Med. 2009;37(10):2037-42.
11. Cohen M, Abdalla R, Ejnisman B, et al. Incidência de dor no ombro em nadadores de elite. Rev Bras Ortop. 1998;33(12).
12. Hangai M, Kaneoka K, Hinotsu S, et al. Lumbar intervertebral disk degeneration in athletes. Am J Sports Med. 2009;37(1):149-55.
13. Blanch P. Conservative management of shoulder pain in swimming. Phys Ther Sport. 2004:109-24.
14. Beekman KM, Hay JG. Characteristics of the front crawl techniques of swimmers with shoulder impingement syndrome. J Swimming Res. 1988:15-21.
15. Ciullo JV. Swimmer's shoulder. Clin Sports Med. 1986;5:115-37.
16. McMaster WC. Shoulder injuries in competitive swimmers. Clin Sports Med. 1999;18:349-59.
17. Bak K, Fauno P. Clinical findings in competitive swimmers with shoulder pain. Am J Sports Med. 1997;25:254-9.
18. Scovazzo ML, Browne A, Pink M, et al. The painful shoulder during freestyle swimming. An electromyographic cinematographic analysis of twelve muscles. Am J Sports Med. 1991;19:577-82.
19. Pink MM, Tibone JE. The painful shoulder in the swimming athlete. Orthop Clin Noth Am. 2000;31:247-61.
20. Warner JJ, Micheli LJ, Arslanian LE, et al. Patterns of flexibility, laxity, and strength in normal shoulders and shoulders with instability and impingement. Am J Sports Med. 1990;18:366-75.
21. Farratini PTV. Flexibilidade e esporte: uma revisão da literatura. Rev Paul Educ Fís. 2000;14(1):85-96.
22. Beah ML, Whitney SL, Dickoff-Hoffman SA. Relationship of shoulder flexibility, strength and endurance to shoulder pain in competitive swimmers. J Orthop Sports Phys Ther. 1992;16(6):262-8.
23. Torres RR, Gomes JLE. Measurement of glenohumeral internal rotation in asymptomatic tennis players and swimmers. Am J Sports Med. 2009;37(5):1017-23.
24. Pink M, Perry J, Browne A, et al. The normal shoulder during freestyle swimming. An electromyographic and cinematographic analysis of twelve muscles. Am J Sports Med. 1991;19:569-76.
25. Santana EP, Ferreira BC, Ribeiro G. Associação entre discinesia escapular e dor no ombro de praticantes de natação. Rev Bras Med Esporte. 2009;15(5):342-6.
26. Kibler WB, McMullen J. Scapular dyskinesis and its relation to shoulder pain. J Am Acad Orthop Surg. 2003;11:142-51.
27. McKenna L, Cunningham J, Straker L. Inter-tester reliability of scapular position in junior elite swimmers. Phys Ther Sport. 2004;5:146-55.
28. Gozlan G, Bensoussan L, Coudreuse JM, et al. Mesure de la force des muscles rotateurs de l'épaule chez des sportifs sains de haut niveau (natation, volley-ball, tennis) par dynamometer isocinétique: comparaison entre épaule dominante et non dominante. Ann Réadapt Méd Phys. 2006;49:8-15.
29. Olivier N, Quintin G, Rogez J. Le complexe articulaire de l'è´paule du nageur de haut niveau. Ann Réadapt Méd Phys. 2008;51:342-7.
30. Schneider P, Henkin S, Meyer F. Força muscular de rotadores externos e internos de membro superior em nadadores púberes masculinos e femininos. R Bras Ci Mov. 2006;14(1):29-36.
31. De Mello DN, Da Silva AS, José FR. Lesões musculoesqueléticas em atletas competidores de natação. Fisioter Mov. 2007;20(1):123-7.

32. Ferrel MC. The spine in swimming. Clin Sports Med. 1999;18(2):389-93.
33. Kaneoka K, Shimizu K, Hangai M, et al. Lumbar intervertebral disk degeneration in elite competitive swimmers: a case control study. Am J Sports Med. 2007;35(8):1341-5.
34. Secchi LLB, Muratt MD, Andrad NVS, et al. Dinamometria isocinética de tronco em nadadores de diferentes estilos. Acta Ortop Bras. 2010;18(5):295-7.
35. Wilson FD, Linseth RE. The adolescent swimmer's back. Am J Sports Med. 1982;10:174-6.
36. Cubos J, Cubos A, Di Stefano F. Chronic costochondritis in an adolescent competitive swimmer: a case report. J Can Chiropr Assoc. 2010;54(4):271-5.
37. Pollard H, Fernandez M. Spinal musculoskeletal injuries associated with swimming: a discussion of technique. Australas Chiropr Osteopathy. 2004;12:72-80.
38. Guthi EH. A comparison of cervical rotation in age-matched adolescent competitive swimmers and healthy males. J Orthop Sports Phys Ther. 1995;21(1):21-7.
39. González-Boto R, Salguero A, Tuero C, et al. Monitoring the effects of training load changes on stress and recovery in swimmers. J Physiol Biochem. 2008;64:19-26.
40. Grote K, Lincoln TL, Gamble JG. Hip Adductor injury in competitive swimmers. Am J Sports Med. 2004;6:200-4.
41. Rodeo SA. Knee pain in competitive swimming. Clin Sports Med. 1999;18:379-87.
42. Ihara FR, Cevales M, Pinto SS. Avaliação muscular isocinética da musculatura abdutora e adutora de coxa em atletas de natação do estilo peito. Rev Bras Med Esporte. 2000;6(3).
43. Brian BJ. Prevention and treatment of swimmer's shoulder. N Am J Sports Phys Ther. 2006;1(4):166-75.
44. Bak K. The practical management of swimmer's painful shoulder: etiology, diagnosis, and treatment. Clin J Sport Med. 2010;20(5):386-90.
45. Lynch SS, Thigpen CA, Mihalik JP, et al. The effects of an exercise intervention on forward head and rounded shoulder postures in elite swimmers. Br J Sports Med. 2010;44:376-81.
46. Swanik KA, Lephart SM, Swanik CB, et al. The effects of shoulder plyometric training on proprioception and selected muscle performance characteristics. J Shoulder Elbow Surg. 2002;11(6):579-86.

Capítulo 9

Voleibol

Claudio Keigo Corrêa
Leandro Lazzareschi
Rodrigo Sousa Nilo de Araújo Aguiar

INTRODUÇÃO[1-3]

O vôlei foi criado em 1895 pelo americano William G. Morgan, então diretor de Educação Física da Associação Cristã de Moços (ACM), na cidade de Holyoke, em Massachusetts, nos Estados Unidos. Ele foi rapidamente ganhando novos adeptos e crescendo vertiginosamente no cenário mundial no decorrer dos anos. Na América do Sul, o primeiro país a conhecer o esporte foi o Peru, em 1910, por meio de uma missão governamental que tinha a finalidade de organizar a educação primária do país.

Fundada em 1954, a Confederação Brasileira de Voleibol representa a entidade máxima do voleibol no país. A instituição é filiada ao Comitê Olímpico Brasileiro (COB) e à Federação Internacional de Voleibol (FIVB).

O voleibol vem ganhando maior destaque a cada ano, sendo atualmente o segundo esporte competitivo mais praticado no Brasil. O aumento nas conquistas das seleções brasileiras e o patrocínio de grandes empresas privadas fizeram com que sua popularidade crescesse de maneira considerável na última década. Isso levou o esporte a passar por diversas mudanças, tanto na parte tática, técnica, física e administrativa quanto em suas regras. Todavia, esses avanços trouxeram maior cobrança quanto aos resultados almejados por parte dos patrocinadores, iniciando-se, assim, uma corrida na procura de alternativas para o aumento da eficácia de suas equipes. Portanto, na mesma proporção do progresso do voleibol, houve crescimento do número de lesões, em virtude das inúmeras exigências feitas ao atleta.

Em virtude desses problemas, e considerando que os jogadores lesionados ficam inviabilizados total ou parcialmente para os jogos, em 1969 surgiu oficialmente a fisioterapia desportiva, organizada pelo comitê dos XX Jogos Olímpicos. Pela primeira vez, a fisioterapia entrou como uma unidade nos Jogos Olímpicos de 1972.

Apesar de o fisioterapeuta esportivo ter formação e autonomia limitadas, no futebol inglês, o médico somente comparecia ao clube uma vez por semana, cabendo ao fisioterapeuta o atendimento primário de lesões esportivas, assim como de outras doenças. Nesses casos, o fisioterapeuta prescrevia medicamentos, tratava os atletas baseado na cultura do futebol e aplicava injeções, quando necessário. Em sua maior parte, os tratamentos eram realizados sem nenhuma base clínica/científica e, muitas vezes, com pouca autonomia nas decisões. Esse comportamento contraditório da atuação do fisioterapeuta no futebol inglês reforça a necessidade de um melhor entendimento sobre as ações e responsabilidades de cada membro da equipe de saúde no esporte.

Atualmente, ainda existem controvérsias quanto ao papel e à formação necessária de cada profissional de saúde na área esportiva. Entretanto, a equipe de saúde, incluindo o fisioterapeuta esportivo, parece atuar em pelo menos quatro grandes domínios: prevenção, atendimento emergencial, reabilitação funcional e retorno à atividade. Diferentemente do que se tem como definição internacional sobre as áreas de atuação do fisioterapeuta esportivo, a atuação desse profissional, no Brasil, parece ser heterogênea, sem uma definição clara do seu papel dentro da equipe que atende o atleta.

As lesões, na maioria das vezes, são ocasionadas por choque direto de características violentas ou não e, em alguns casos, por contato direto com outra pessoa ou uma superfície rígida. Também podem ser provocadas pelas repetições de gestos, acelerações, deslocamentos para bloqueio e cortadas, que são os principais fundamentos desse esporte. Por esse motivo, o voleibol é uma atividade esportiva de grande variabilidade de lesões.

A maior incidência de lesões em atletas de alto nível, segundo a FIVB (1982), ocorre em períodos de competições, com uma relação de 2:1 a respeito das lesões encontradas durante os treinamentos (Tabela 9.1).

Tabela 9.1. Tipos de lesões mais frequentes no voleibol

Lesões	Incidência (%)
Entorse de tornozelo	13,0-25,0
Tendinopatia patelar/condromalácia patelar	3,0-10,0
Lombalgia	6,1-7,8
Entorse de joelho	3,6-4,61
Entorse/luxação de falanges	2,7-17,09
Tendinopatia do tendão calcâneo	3,0-3,9
Fascite plantar	1,5-3,8
Hérnia/protrusão discal lombar	1,0-2,3
Rotura meniscal	1,0-2,45

ENTORSE DO TORNOZELO[4-8]

As lesões por inversão do tornozelo ocorrem na proporção de uma para cada 10 mil pessoas por dia, porém esse número tende a ser muito maior quando falamos em esportistas.

A articulação do tornozelo tem sido relatada como tendo a maior incidência de lesões nos esportes. O complexo ligamentar lateral é a estrutura mais lesada na articulação do tornozelo, representando cerca de 85% a 95% do total de entorse de tornozelo.

Classificam-se as entorses agudas de tornozelo em três graus (I – leve, II – moderado e III – grave), facilitando a indicação de tratamento a ser instituído. Para os graus I e II, indica-se consensualmente tratamento conservador, mas, para o grau III, a conduta controvertida, sendo adotado por alguns autores o tratamento incruento, enquanto outros preferem o cirúrgico.

De forma geral, existem diversas formas de tratamento para a entorse de tornozelo, as quais são determinadas pelo grau de lesão e atividade do indivíduo.

TENDINOPATIA PATELAR

Na prática esportiva, é uma queixa muito frequente a dor anterior do joelho, sendo a causa mais comum a tendinopatia patelar na região inferior da patela. Ocorre em qualquer sexo ou idade, com maior frequência em esportes de saltos, como o voleibol, por exemplo.

A principal causa dessa tendinopatia pode estar relacionada aos desequilíbrios musculares de todo o membro inferior, sobrecarga esportiva e tipo do piso.

O tratamento conservador consiste na reabilitação por um período de pelo menos seis meses, com resultados, em geral, favoráveis.

CONDROMALÁCIA PATELAR

No complexo articular do joelho encontra-se a articulação femoropatelar, que é um grande estabilizador para o mecanismo extensor, fundamental para execução da marcha. Durante a marcha em um terreno plano, essa articulação recebe uma força relativa à metade do peso corpóreo e durante a corrida e o agachamento ela poderá ficar até sete vezes maior.

A terminologia condromalácia patelar é utilizada na literatura quando há lesão na cartilagem articular e síndrome ou dor femoropatelar quando não há danos na cartilagem. Porém, outros nomes podem ser encontrados na literatura, tais como: artralgia femoropatelar, dor anterior no joelho, síndrome da dor femoropatelar.

Como etiologia básica, têm-se: mau alinhamento do mecanismo extensor do joelho, aumento do ângulo Q, torção tibial lateral, patela alta, pronação do pé, trauma, instabilidade, subluxação, imobilização, excesso de peso, anomalias congênitas, predisposição genética, sinovites por longo tempo, hemorragias recorrentes, excesso de injeções de corticoides.

No relato clínico dos atletas, geralmente a dor é de início insidioso, que piora ao subir e descer escadas, ao realizar o movimento de agachamento ou ajoelhar e ficar sentado com o joelho em flexão por muito tempo, melhorando essa sintomatologia em repouso.

O tratamento baseia-se em realizar fortalecimento dos músculos quadríceps femoral, abdutores e rotadores laterais do quadril e alongamentos. O tempo médio é de seis meses para que o atleta retorne às suas atividades.

LOMBALGIA[9-14]

A dor lombar é uma das condições mais problemáticas para os atletas na prática esportiva do voleibol, futebol americano, ginástica, tênis, natação e outros, gerando diminuição de seu rendimento.

Ela pode ser classificada como: inespecífica, correspondendo a 80% dos casos, e específica, responsável por 20% dos casos, tais como as hérnias discais, espondilolistese, entre outras. A dor lombar apresenta-se de forma aguda (duração inferior a seis semanas), subaguda (duração de seis a 12 semanas) ou crônica (perdurando por mais que 12 semanas). A evolução pode ser persistente, episódica ou recorrente.

Depois da avaliação do profissional fisioterapeuta, o tratamento da dor lombar é planejado de forma individualizada de acordo com a especificidade de cada lesão.

HÉRNIAS E PROTRUSÕES DISCAIS

As lesões discais, que correspondem a 14% das lesões da coluna vertebral, podem ser divididas em degeneração discal, hérnias de disco e lesão traumática do disco intervertebral, sendo a degeneração discal a lesão mais comum em atletas com idade avançada, que leva à perda de água e propriedades viscoelásticas do disco intervertebral, gerando incapacidade para absorção de impactos e instabilidades da coluna lombar.

Como consequência, a dor provoca contraturas musculares, como forma de defesa para tentar estabilizar a coluna. Em longo prazo, as hipermobilidades causarão degeneração do disco e das articulações facetárias e produção de osteófitos.

O tratamento fisioterapêutico consiste em estabilizar a coluna vertebral lombar com exercícios de fortalecimento das musculaturas superficiais e profundas do abdome.

A hérnia discal ocorre em qualquer faixa etária, apresentando sinais clínicos variados, podendo ser sintomática e assintomática. O tratamento é personalizado para cada atleta, considerando o quadro clínico diferenciado das hérnias discais. Em pacientes sintomáticos, o tratamento é conservador, com uso de medicação analgésica e tratamento fisioterapêutico.

A reabilitação fisioterapêutica do atleta deve iniciar-se precocemente, por meio de exercícios isométricos (estabilização segmentar) e hidroterapia. O retorno do atleta às suas atividades é gradual, podendo durar até três meses.

A indicação cirúrgica para a descompressão radicular ocorre quando o tratamento conservador não obtém o resultado esperado.

As lesões traumáticas são causadas pelo impacto durante as quedas ocasionadas durante os jogos e treinos, sendo de difícil diagnóstico. Seu quadro clínico varia desde uma lombalgia até uma lombociatalgia. A dor pode ocorrer em decorrência de espasmo muscular paravertebral, dor discogênica, compressão mecânica pelo fragmento herniário ou processo inflamatório da raiz nervosa.

O tratamento pode ser medicamentoso, utilizando desde analgésicos até anti-inflamatórios. O atleta deve ausentar-se de suas atividades, passando por um tratamento fisioterapêutico até que melhore o quadro álgico. Na falha do tratamento conservador, é indicada a cirurgia.

Dor lombar sem a presença de compressão radicular pode ser indicativa de fratura do istmo vertebral, onde ocorrem microtraumas por repetição, sendo a espondilólise a fratura vertebral mais comum, tendo maior incidência na quinta vértebra lombar. Esse tipo de lesão acomete mais atletas que realizam movimentos repetitivos de rotação, flexão e extensão de tronco, comum nas modalidades que exigem saltos. Estudos apontam que a espondilólise pode decorrer da predisposição para lesão ou de fatores traumáticos.

Ao exame físico, o atleta traz a queixa de dor lombar na região central ou lateral da coluna, que se manifesta à palpação durante as modificações posturais.

Ao iniciar o tratamento, o atleta deve ficar afastado de suas atividades durante um período de três meses, com o uso obrigatório de órtese lombossacral. O tratamento conservador consiste em um programa de reabilitação e treino de capacidade pulmonar. O foco é o fortalecimento da musculatura que envolve a coluna vertebral, realizado no início de forma isométrica, evoluindo para a forma isotônica. O tratamento cirúrgico não é muito indicado, no entanto, havendo falha do tratamento conservador ou nos casos que evoluem para espondilolistese progressiva, é indicada a artrodese.

ENTORSE DE JOELHO E ROTURA MENISCAL[15-17]

A articulação do joelho é uma das mais complexas do corpo humano. Em virtude de sua localização, ela é mais vulnerável às lesões, sendo as ligamentares o tipo mais comum no meio esportivo. As entorses são classificadas em leve, moderada e grave, variando conforme a intensidade do trauma e as estruturas lesionadas. A torção no joelho do atleta pode gerar como consequências: lesões ligamentares, periféricas (ligamentos colaterais) ou centrais (ligamentos cruzados), lesões meniscais e fraturas.

O tratamento da entorse varia conforme o tipo de lesão que acomete o atleta. Em lesões leves e moderadas, o tratamento é conservador, com fisioterapia clássica; nas lesões graves, o tratamento é cirúrgico, por apresentar rupturas ligamentares, lesões meniscais e fraturas.

As lesões meniscais mais frequentes em atletas ocorrem por trauma indireto (entorse de joelho), por uma rápida mudança de direção, por exemplo, durante os movimentos de rotações. Nos atletas com idade avançada sem história de trauma, os sintomas podem ser desencadeados por um processo degenerativo.

A biomecânica mais comum desse tipo de lesão ocorre com o joelho em flexão, combinado com a rotação da articulação femorotibial, causando a lesão meniscal por cisalhamento, com a presença de dor e derrame articular. Outros sintomas que podem aparecer são bloqueios articulares e incapacidade de realizar a extensão do joelho e o movimento de agachamento. O tratamento conservador visa aliviar a dor e os derrames articulares de repetição.

ENTORSES E LUXAÇÃO DE FALANGES

No voleibol, as entorses, lesões ligamentares e luxações de falanges ocorrem geralmente nos bloqueios e acometem com maior frequência o quarto e o quinto dedo.

No caso de luxações, devem ser realizadas redução cruenta pelo médico responsável pela equipe e imobilização do local da lesão. No caso de fraturas, é recomendado o tratamento cirúrgico para que sejam realizadas as fixações das estruturas.

TENDINOPATIA DO TENDÃO CALCÂNEO

O tendão calcâneo é o mais espesso do corpo humano e o local em que ocorre mais tendinopatia, sendo acometido com grande frequência nas práticas esportivas, com maior incidência na terceira década em corredores e outros atletas. Na região do calcâneo, a tendinose e a paratendinite são frequentes, com pouca evolução para rupturas parciais e totais, mas, caso ocorra isso, pode levar muitas vezes ao abandono do esporte.

A degeneração do tendão pode ser decorrente de desequilíbrios musculares, erros de treinamento, desalinhamento do membro inferior, diminuição de suprimento sanguíneo, calçados inadequados, aumento da intensidade de atividades e pouco tempo de recuperação, e envelhecimento.

O tratamento inicia-se de forma conservadora, com o afastamento das atividades, dando início à reabilitação muscular adequada em um período de pelo menos seis meses.

FASCITE PLANTAR

A fáscia plantar auxilia no apoio ao arco longitudinal medial e na força de empuxo da corrida e nos saltos. Um estresse biomecânico dessa área resulta em microtraumas e inflamação dela. Em casos de sobrecarga crônica e irritações do tecido, pode haver a formação de tecido ósseo no local decorrente de forças de trações e dos músculos inseridos no calcâneo.

É mais frequente em atletas que apresentam pronação excessiva, pé cavo rígido e tensão do tendão calcâneo.

A dor aparece de forma gradual e insidiosa, com irradiação por todo o trajeto da fáscia, ao longo da planta do pé. O tratamento consiste em diminuir o processo inflamatório e reduzir a tensão na fáscia plantar e nas estruturas a ela associadas.

INTERVENÇÃO FISIOTERAPÊUTICA[18-27]

A fisioterapia desportiva possui atuação preventiva e de reabilitação de lesões, basicamente utilizando os mesmos recursos da fisioterapia ortopédica e traumatológica, diferenciando-se desta na especificidade, intensidade, frequência e objetivos de tratamento.

Os recursos fisioterapêuticos mais utilizados para o tratamento das lesões esportivas são: eletroterapia, crioterapia, hidroterapia, massoterapia, cinesioterapia, mecanoterapia, reeducação postural e treinamento sensório-motor.

As principais abordagens podem ser:
- Desenvolver um trabalho preventivo de lesões, com treinamento sensório-motor. Treinos individuais ou em grupo em forma de circuito são maneiras de se trabalhar no treino sensório-motor, o qual promove redução do tempo de reação do atleta e ativação de mecanoceptores das articulações que possuem maiores índices de lesão: tornozelo, joelho, coluna e ombro.
- Adequação postural. Visa ao equilíbrio muscular anteroposterior e laterolateral e à estabilização de tronco, favorecendo uma maior estabilidade articular na coluna vertebral. Em muitos casos, essa reeducação postural pode levar ao ganho de alguns centímetros na altura dos atletas, que fazem grande diferença para a prática do voleibol.
- Promover a recuperação muscular, tendinosa e articular e melhorar a circulação arteriovenosa e linfática. Os membros inferiores, região lombar e trapézio são os locais mais exigidos após uma sequência de treinos e jogos, portanto as técnicas de massoterapia, como massagem relaxante, drenagem linfática e liberação miofacial, são utilizadas para acelerar o processo de recuperação dessas musculaturas. As técnicas de crioterapia atuam nos processos inflamatórios causados por microlesões musculares e tendinosas. Os atletas devem ser orientados pelo fisioterapeuta quanto à aplicação de gelo logo após os treinos e jogos, para conter possíveis agravamentos de lesões ou apenas de forma preventiva. A imersão na piscina aquecida é um recurso que favorece o sistema vascular e promove grande relaxamento ao atleta, e um ambiente descontraído também contribui para esse fim.
- Promover o relaxamento com movimentos rítmico e dinâmico. É necessário que o fisioterapeuta, em conjunto com a comissão técnica, programe, de acordo com a temporada e sequência de jogos, atividades físicas que favoreçam o relaxamento muscular; treinos de flexibilidade e exercícios balísticos ativam o fuso neuromuscular, favorecendo o relaxamento da musculatura tensionada.
- Melhorar a coordenação e aumentar o tônus, trofismo muscular e amplitude de movimentos. A conscientização corporal adquirida com os exercícios posturais pode melhorar a coordenação motora, levando a uma melhora do gesto esportivo, otimizando, assim, o rendimento do atleta. Exercícios de tonificação e trofismo podem ser supervisionados pelo fisioterapeuta, desde que o preparador físico direcione todo o trabalho físico dos atletas e o fisioterapeuta auxilie na correção dos movimentos e postura durante a execução dele.
- Combater algias e edemas. Os equipamentos mais utilizados da eletroterapia são: ultrassom, *laser* e correntes eletroestimuladoras. Por serem equipamentos portáteis, tornam-se essenciais em uma viagem com a equipe. O calor superficial também é utilizado, e seu benefício terapêutico

busca o conforto e relaxamento do atleta. O "contraste" é uma técnica que alterna a imersão do local acometido na água aquecida e na água fria, favorecendo a redução de edemas pela vasoconstrição e vasodilatação do sistema vascular. É comum a utilização de pomadas antes de treinos e jogos. O fisioterapeuta aplica a pomada nos atletas, o que produz sensação de calor na região onde foi aplicada, aliviando possíveis desconfortos musculares e articulares.

- Identificar e dividir o grupo pelas lesões, pelas deficiências físicas existentes e pelas posições em que os jogadores atuam. Dessa forma, evita-se a perda de tempo e não se sobrecarregam os atletas com exercícios desnecessários. É papel do fisioterapeuta identificar os atletas e realizar exercícios direcionados para atuar de forma assertiva e individualizada para cada tipo de jogador, procurando manter a equipe sempre à disposição para os treinos e jogos.

Por ser o fisioterapeuta um membro da comissão técnica, torna-se necessária sua presença em treinos, jogos e viagens.

Durante os treinos e jogos, o fisioterapeuta é o responsável pelo primeiro atendimento ao atleta, aquecimento específico de atletas em fase final de reabilitação ou com alguma queixa de dor, aplicação de bandagens funcionais (rígida e/ou elástica) e, logo após a atividade física, alongamento específico e crioterapia.

Durante as viagens, inúmeras intercorrências podem ocorrer, por isso o fisioterapeuta deve se manter sempre em alerta para cuidar do bem-estar de todos da equipe. Em geral, o quarto do hotel do fisioterapeuta se torna um centro de reabilitação provisório, que deve ser bem administrado pelo profissional, com horários de atendimento e espaço adequado para as terapias, planejadas e determinadas. É inevitável que ocorra uma proximidade saudável entre o fisioterapeuta e os atletas em tratamento. Esse vínculo forte deve ser bem administrado pelo profissional, para que não haja divergências de informações, repassadas aos outros membros da comissão técnica.

Portanto, é fundamental o amplo conhecimento de traumatologia, ortopedia, anatomia, cinesiologia, bem como possuir amplo conhecimento sobre o esporte, para poder identificar as possíveis causas de lesões e impedir que o atleta diminua seu rendimento esportivo, beneficiando a *performance* dele.

REFERÊNCIAS

1. Arroll B, Ellis-Pegler E, Edwards A, et al. Patellofemoral pain syndrome: a critical review of the clinical trials on non-operative therapy. Am J Sports Med. 1997;25:(2):207-12.
2. Canavan P. Reabilitação em medicina esportiva: um guia abrangente. São Paulo: Manole; 2001.
3. Confederação Brasileira de Voleibol. História do Voleibol. Rio de Janeiro; 2013.
4. Chiappa GR. Fisioterapia nas lesões do voleibol. São Paulo: Robe Editorial; 2001.
5. Chin L, Hertel J. Rehabilitation of ankle and foot injuries in athletes. Clin Sports Med. 2010;29(1):157-67.
6. Davis KW. Imaging pediatric sports injuries: lower extremity. Radiol Clin North Am. 2010;48(6):1213-35.
7. De Carlo M, Armstrong B. Rehabilitation of the knee following sports injury. Clin Sports Med. 2010;29(1):81-106.
8. Demeritt KM, Shultz SJ, Docherty CL, et al. Chronic ankle instability does not affect lower extremity functional performance. J Athl Train. 2002;37(4):507-11.
9. Ferretti A, Carli AD, Calderaro M, et al. Open capsulorrhaphy with suture anchors for recurrent anterior dislocation of the shoulder. Am J Sports Med. 1998;26(6):759-63.
10. Fukuda TY, Rossetto FM, Magalhães E, et al. Short-term effects of hip abductors and lateral rotators strengthening in females with patellofemoral pain syndrome: a randomized controlled clinical trial. J Orthop Sports Phys Ther. 2010;40(11):736-42.
11. Gerberich SG, Luhmann S, Finke C. Analysis of severe injuries associated with volleyball activities. Phys Sportsmed. 1987;15(8):75-9.
12. Gould III JA. Fisioterapia na ortopedia e na medicina do esporte. 2ª ed. São Paulo: Manole; 1993.
13. Gottschall JS, Kram R. Ground reaction forces during downhill and uphill running. J Biomech. 2005;38:445-52.
14. Hulstyn MJ, Fadale PD. Shoulder injuries in the athlete. Clin Sports Med. 1997;16(4):663-79.
15. Insall JL. Disorders of the patella. In: Insall JL, editor. Surgery ok the knee. New York: Churchill Livingstone; 1984. p. 191-260.
16. Kannus P, Niittymäki S. Which factors predict outcome e in the nonoperative treatment of patellofemoral pain syndrome? A prospective follow-up study. Med Sci Sports Exerc. 1994;26(3):289-96.

17. Kerkhoffs GM, Rowe BH, Assendelft WJ, et al. Immobilization and functional treatment for acute lateral ankle ligament injuries in adults. Cochrane Database Syst Rev. 2002;(3):CD003762.
18. Lajtai G. Electromyography and nerve conduction velocity for the evaluation of the infraspinatus muscle and the suprascapular nerve in professional beach volleyball players. Am J Sports Med. 2012;40(10):2303-8.
19. Lintner D, Noonan TJ, Kibler WB. Injury patterns and biomechanics of the athlete's shoulder. Clin Sports. 2008;27(4):527-51.
20. Mcbeath AA. The patellofemoral joint. In: Evarts CM, editor. Surgery of the musculoskeletal system. New York: Churchill Livingstone; 1990. p. 3433.
21. Nazarenko A, Beltran LS, Bencardino JT. Imaging evaluation of traumatic ligamentous injuries of the ankle and foot. Radiol Clin North Am. 2013;51(3):455-78.
22. O'Donoghue DH. Treatment of injuries to athletes. Philadelphia: W. B. Saunders; 1970.
23. Peers KHE, Lysens R. Patellar tendinopathy in athletes. Sports Med. 2005;35:71-87.
24. Sundaram N, Bosley J, Stacy GS. Conventional radiographic evaluation of athletic injuries to the hand. Radiol Clin North Am. 2013;51(2):239-55.
25. Stacoff A, Denoth J, Kaelin X, et al. Running injuries and shoe construction: some possible relationships. Int J Sport Biom. 1988;4:342-57.
26. Valiant GA, Cavanagh PR. A study of landing from a jump: implications for the design of a basketball shoe. In: Winter DA, editor. Biomechanics IX-B. Champaign, Illinois: Human Kinetics; 1985.
27. Van PD. High prevalence of self-reported symptoms of digital ischemia in elite male volleyball players in the Netherlands: a cross-sectional national survey. Am J Sports Med. 2012;40(10):2296-302.

Capítulo 10

Atletismo – Lesões na Corrida

Alexandre Dias Lopes
Luiz Carlos Hespanhol Junior

INTRODUÇÃO

Segundo a Confederação Brasileira de Atletismo, o atletismo pode ser definido como: "esporte com provas de pista (corridas), de campo (saltos e lançamentos), provas combinadas, como decatlo e heptatlo (que reúnem provas de pista e de campo), o pedestrianismo (corridas de rua, como a maratona), corridas em campo (*cross country*), corridas em montanha e marcha atlética"[1]. Seria impossível abordar todas essas modalidades com a devida profundidade neste capítulo, assim optamos por discutir as evidências científicas sobre a corrida de longa distância, pois é uma das atividades físicas mais populares do mundo[2], além de ser um assunto em destaque nos últimos anos.

No Brasil, aproximadamente 5% da população brasileira pratica corrida de rua, o que equivale a cerca de 10 milhões de corredores[3]. Muitas pessoas que buscam hábitos de vida mais saudáveis, como melhorar a saúde e a capacidade física, escolhem a corrida como modalidade de exercício, considerada uma atividade física de baixo custo e fácil execução. Existem muitos benefícios relacionados à prática da corrida, por exemplo, redução de massa corporal[4], do tabagismo[4] e dos fatores de risco de doenças cardiovasculares[5], que são líderes em causas de óbito em todo o mundo (representam um terço das causas de óbito)[6]. No entanto, uma das consequências da prática da corrida é a ocorrência de lesões musculoesqueléticas entre seus praticantes, que podem variar entre 19,4% e 92,4%, dependendo da população-alvo e a definição do termo "lesão musculoesquelética" utilizada, que pode variar em sua interpretação, tendo diferentes compreensões sobre esse termo pelos atletas[7]. Estudos apontam que, no Brasil, a prevalência de lesões musculoesqueléticas relacionadas à corrida (LMRC) é de 22% a 55%[8,9], e a incidência é de 35% a 50%[10,11].

REABILITAÇÃO E PRINCIPAIS LESÕES RELACIONADAS À CORRIDA

Uma revisão sistemática concluiu que as principais LMRC são: tendinopatia do tendão patelar, síndrome do estresse medial da tíbia, tendinopatia do tendão calcâneo (Aquiles), fascite plantar, síndrome femoropatelar e síndrome da banda iliotibial (Tabela 10.1). Porém, dos oito estudos incluídos nessa revisão, três foram conduzidos apenas com ultramaratonistas, que correm volumes muito maiores comparados aos outros corredores. Assim, dividindo os resultados entre os corredores em geral e os ultramaratonistas, as principais LMRC usualmente encontradas foram síndrome do estresse medial da tíbia, tendinopatia do tendão calcâneo e fascite plantar; e as principais LMRC encontradas em ultramatonistas foram tendinopatia do tendão calcâneo e síndrome femoropatelar[10].

Tabela 10.1. Incidência e prevalência das principais lesões musculoesqueléticas relacionadas à corrida (LMRC)

LMRC	Incidência (%)	Prevalência (%)
Fascite plantar	4,5 a 10,0	5,2 a 17,5
Síndrome da banda iliotibial	1,8 a 9,1	4,7 a 10,5
Síndrome do estresse medial da tíbia	13,6 a 20,0	7,8 a 11,1
Síndrome femoropatelar	5,5 a 6,9	5,5 a 15,6
Tendinopatia do tendão calcâneo	9,1 a 10,9	6,2 a 18,5
Tendinopatia do tendão patelar	5,5 a 22,7	6,3 a 18,5

Adaptada de: Hespanhol Jr., 2011[10].

Tendinopatia do tendão patelar[12]

O quadro clínico da tendinopata do tendão patelar (também chamada de "joelho do saltador") caracteriza-se por dor: antes, durante e/ou após a atividade física; à palpação bem localizada na região inferior da patela; ao permanecer muito tempo com o joelho flexionado; para subir e descer escadas. Com a evolução, podem haver dores em repouso e/ou noturnas, que podem perturbar o sono. Em casos avançados, pode-se encontrar nódulo palpável, edema, hipotrofia e diminuição da força do músculo quadríceps femoral (principalmente do vasto medial). O indivíduo pode sentir dor no teste de agachamento (reprodução do exercício excêntrico – Fig. 10.1 C).

O tratamento conservador pode durar de três meses a anos e é realizado com diminuição, alteração ou afastamento da atividade física que está gerando a dor, assim como com crioterapia, massagem de fricção profunda, eletroterapia, ultrassom terapêutico, *laser* de baixa intensidade, onda de choque extracorpórea e exercícios. O exercício excêntrico após a fase aguda tem demonstrado efeitos excelentes na reabilitação das tendinopatias, não havendo diferença entre esse tratamento e o tratamento cirúrgico. Alguns estudos controlados aleatorizados demonstraram que os exercícios excêntricos promovem melhora da dor, assim como podem provocar alteração estrutural benéfica do tendão acometido. Essa modalidade de exercícios necessita de pacientes extremamente motivados, dispostos a realizar de 10 a 15 repetições, uma a duas vezes por dia, num período de três a 12 meses. Algumas características devem ser levadas em conta para um melhor resultado dos exercícios excêntricos. Se a região do tendão acometida é a porção insercional do tendão calcâneo, o exercício deve ser realizado até o nível do solo (Fig. 10.1 A). Quando a porção média é a região acometida, deve-se realizar o exercício com o uso de um degrau (Fig. 10.1 B). Com o objetivo de evitar compensações e aumentar a sobrecarga especificamente no tendão patelar, o agachamento em plano inclinado tem mostrado melhores resultados (Fig. 10.1 C).

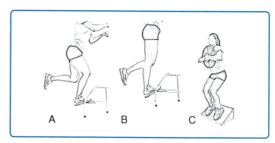

Fig. 10.1. Exercício excêntrico do tendão patelar: (**A**) realizado no nível do solo; (**B**) realizado em degrau; (**C**) realizado em plano inclinado.

Tendinopatia do tendão calcâneo (Aquiles)[13]

O quadro clínico da tendinopatia do tendão calcâneo caracteriza-se por dor na porção distal (2 cm da inserção no calcâneo) ou na porção média do tendão calcâneo (2 a 6 cm da inserção) antes, durante e/ou após alguma atividade física ou à palpação. Em casos avançados, podem ser encontrados edema, espessamento, nódulo, rigidez matinal e dor durante as atividades de vida diária (AVDs). O tratamento conservador assemelha-se ao tratamento da tendinopatia do tendão patelar, com diminuição, alteração ou afastamento da atividade física que está gerando a dor, bem como crioterapia, massagem de fricção profunda, eletroterapia, ultrassom terapêutico, *laser* de baixa intensidade, onda de choque extracorpórea e exercícios excêntricos.

Depois de seis meses de tratamento conservador, entretanto, se não houver melhora do quadro clínico (pode ocorrer em 24% a 50% dos casos), pode ser indicado o procedimento cirúrgico de tenotomia, que nada mais é que pequenos cortes no tendão a fim de estimular um novo e mais eficiente processo de regeneração, e que apresenta, nesses casos, de 70% a 85% de sucesso. No tratamento das tendinopatia, tem se discutido o recurso da terapia de onda de choque extracorpórea, que é uma máquina que aplica traumas mecânicos de alta energia e com alta frequência no tendão com o objetivo de estimular um novo e mais eficiente processo de regeneração, porém sem necessidade de acesso cirúrgico, como é caso da tenotomia. Ótimos resultados têm sido descritos, mas há necessidade de mais estudos que investiguem a utilização desse recurso.

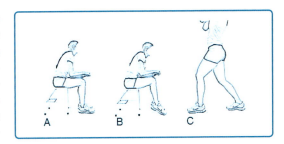

Fig. 10.2. Exercícios para a musculatura flexora plantar do tornozelo: (**A**) e (**B**) progressão do exercício de fortalecimento (ênfase no músculo sóleo); (**C**) alongamento (ênfase no músculo sóleo).

Síndrome do estresse medial da tíbia[14,15]

Existem duas explicações sobre a etiologia da síndrome do estresse medial da tíbia (também conhecida por canelite ou *shin splint*): (1) a primeira seria que a contração excessiva da musculatura do tibial posterior estaria envolvida, causando estresse na face posterior da tíbia, o que levaria à periostite nessa região; (2) a segunda seria a insuficiente capacidade de remodelação óssea causada pelo estresse persistente na tíbia. O quadro clínico caracteriza-se por dor na face posteromedial da tíbia, na porção média e/ou distal, antes, durante e/ou após a atividade física, e dor difusa à palpação. Em casos avançados, o indivíduo pode relatar dor durante as AVDs.

No tratamento conservador, são aconselháveis redução, alteração ou parada do treinamento, crioterapia, e fortalecimento e alongamento dos músculos sóleo e gastrocnêmios (Fig. 10.2). Existem evidências controversas quanto ao uso de palmilha antipronadora, eletroterapia e acupuntura. Porém, para a prevenção dessa lesão, as palmilhas absorventes de sobrecarga são um dos poucos métodos que têm se mostrado promissores e apresentam algum nível de evidência. O prognóstico da síndrome do estresse medial da tíbia ainda é incerto na literatura, porém, se não tratada adequadamente, pode evoluir para fratura de estresse da tíbia. Se não houver melhora pelo tratamento conservador, a cirurgia pode ser indicada, com o procedimento de fasciotomia e/ou raspagem do periósteo, com 70% a 92% de alívio da dor e volta à atividade esportiva em três meses.

Fascite plantar[16]

A fascite plantar é considerada pelos profissionais da saúde uma das lesões mais comuns encontradas no pé e é representada por um processo degenerativo da fáscia plantar que causa dor sob a tuberosidade medial do calcâneo durante a descarga de peso do corpo. A incapacidade da fáscia de suportar cargas é descrita como o mecanismo que leva ao desenvolvimento da fascite plantar. O quadro clínico é descrito por dor em queimação durante a descarga de peso no pé, principalmente durante os primeiros passos do dia, ou após longo período sentado. O indivíduo apresenta dor à palpação na região da tuberosidade medial do calcâneo, podendo apresentar a amplitude de movimento (ADM) de dorsiflexão do tornozelo diminuída e, ainda, hipotrofia do coxim adiposo do pé. No caso dos corredores, é comum a queixa de dor no início da corrida, que diminui durante a corrida e piora depois dela. Em casos avançados, pode chegar a diminuir o desempenho esportivo e causar dor e limitação nas AVDs.

O tratamento conservador normalmente é demorado, podendo chegar a um ano. Ele é composto por diminuição, alteração ou parada da atividade que gera a dor, órteses diurnas e noturnas, infiltração de corticosteroides, alongamento da fáscia plantar, que deve ser realizado de duas a três vezes por dia, sendo sustentado por 3 minutos, crioterapia, perda de peso no caso de indivíduos com sobrepeso e onda de choque extracorpórea. Outra medida anti-inflamatória que apresenta resultado satisfatório na redução da dor e na melhora da função é a realização da iontoforese com dexametasona a 0,4% ou ácido acético a 5%, porém a melhora observada ocorre apenas em curto prazo (duas a quatro semanas). Depois de um ano do tratamento conservador, pode ser indicado o procedimento cirúrgico de tenotomia.

A ideia de alongar ou manter alongada a estrutura acometida nessa lesão, a fáscia plantar, deu origem ao uso de órteses noturnas para manutenção do alongamento (Fig. 10.3). As órteses noturnas servem para prevenir o encurtamento da fáscia plantar durante longos períodos de descanso, evitando dor nos primeiros passos ao acordar. Essas órteses devem ser consideradas no tratamento de pacientes sintomáticos com histórico de até seis meses de duração de fascite plantar. O tempo desejado para promover bom resultado é de um a três meses. Outra medida de suporte para a diminuição de sobrecargas biomecânicas na fáscia plantar é o uso da bandagem funcional, que também promove melhora da dor em curto prazo (sete a dez dias) em pacientes com fascite plantar (Fig. 10.4).

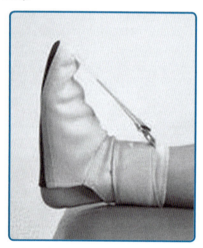

Fig. 10.3. Exemplo de órtese noturna flexível no tratamento da fascite plantar.

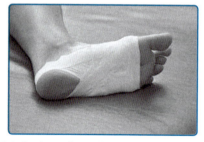

Fig. 10.4. Bandagem funcional para suporte de arco plantar no tratamento da fascite plantar.

Síndrome femoropatelar[17]

Essa lesão também pode ser encontrada na literatura como "joelho do corredor", apesar de alguns autores sugerirem a utilização desse termo para a síndrome da banda iliotibial. A explicação mais aceita para a etiologia da síndrome femoropatelar é a alteração do deslizamento patelar no sulco troclear, que, diante de grandes cargas compressivas causadas pela contração do músculo quadríceps femoral, levaria ao aumento do estresse na articulação, causando uma lesão degenerativa da cartilagem articular que reveste a superfície interna da patela. O quadro clínico caracteriza-se por dor difusa e insidiosa anterior no joelho, dor no teste de compressão patelar, dor para subir e/ou descer escadas, dor durante o agachamento, dor ao movimentar o joelho depois de ficar por um tempo prolongado em sedestação, dor na posição ajoelhada, crepitação da articulação, edema e sensação de deslocamento da patela (teste de apreensão patelar). O tratamento conservador é baseado em recursos analgésicos e exercícios da musculatura do joelho e do quadril (principalmente abdutores e rotadores externos). A crioterapia e o ultrassom terapêutico podem ser utilizados na fase inicial para diminuição da dor, apesar de alguns estudos não sustentarem a utilização da ultrassom. A redução ou modificação da atividade física que gera a dor é parte integrante e fundamental da terapia.

Exercícios para a musculatura extensora do joelho são recomendados. No entanto, para atividades com descarga de peso (cadeia cinética fechada), são recomendados exercícios com ADM entre 0° e 45° de flexão de joelho; e para exercícios sem descarga de peso (cadeia cinética aberta), são recomendados exercícios com ADM a partir de 45° até 90° de flexão de joelho. O fortalecimento de quadríceps femoral associado à eletroestimulação do vasto medial oblíquo (VMO) não é melhor do que realizar apenas o fortalecimento, segundo a literatura. Uma série de casos demonstrou que o tratamento baseado na modificação do padrão de aterrissagem do pé no solo de corredores de retropé para mediopé ou antepé foi eficaz na redução da dor e melhora da função[18]. Após alguns anos de tratamento conservador, pode ser indicada a cirurgia, com procedimentos de debridamento patelar, liberação do retináculo lateral ou realinhamento do mecanismo extensor.

Síndrome da banda iliotibial[19]

A síndrome da banda iliotibial é caracterizada por dor na região lateral do joelho causada pela fricção da porção distal da banda iliotibial com o epicôndilo lateral do fêmur. Na fase de apoio da corrida, o joelho apresenta de 20° a 40° de flexão, e a amplitude de movimento do joelho a 30° de flexão é descrita como a "zona de impacto" ou momento em que ocorre a maior fricção da banda iliotibial com o epicôndilo lateral do fêmur. O quadro clínico é caracterizado por dor à palpação na região lateral do joelho, dor em queimação ou ferroada durante a atividade física (principalmente próximo de 30° de flexão de joelho) e eventual estalido na face lateral do joelho. Em casos avançados, pode haver diminuição do desempenho. As manobras de Ober e de Noble podem apresentar dor durante o teste físico.

Não existe muita evidência sobre as intervenções no tratamento da síndrome da banda iliotibial. Na fase inicial aguda, podem ser utilizadas modalidades como iontoforese, fonoforese e massagem com gelo. Após a fase aguda, pode ser realizada massagem friccional, e são recomendados exercícios de alongamento para o trato ou banda iliotibial. O atleta deve experimentar diversas formas de alongamento e definir em qual posição ele sente que o alongamento é mais eficiente (Figs. 10.5A e 10.5B). Também deve ser iniciado um programa de fortalecimento e reeducação muscular após a melhora do quadro clínico do atleta. Modalidades de exercícios com ênfase na contração excêntrica têm sido apontadas como eficientes no tratamento conservador da síndrome da banda iliotibial.

Lesão muscular[20]

Apesar de as lesões musculares não terem sido identificadas como as principais lesões em corredores de longa distância, o conhecimento do tratamento dessas lesões é importante, pois frequentemente nos deparamos com ela na prática clínica. Repouso, gelo (15-20 minutos, com intervalos de 30-60 minutos continuados por um período de tempo em torno de 6 horas), compressão e elevação devem constituir o tratamento imediato de um músculo esquelético lesionado. A orientação para que o atleta evite atividades lesivas nos primeiros três a sete dias é essencial. Depois, a utilização mais ativa do músculo deve ser iniciada de forma gradual dentro dos limites da dor. Assim que a dor for diminuindo, um tratamento mais ativo da musculatura lesionada deve ser iniciado. Uma sequência lógica para progressão dos exercícios é proposta a seguir: contrações isométricas leves, progredindo para contrações isométricas vigorosas e com carga, realizadas sempre no limite da dor, passando para contrações concêntricas e após excêntricas, igualmente progredindo a carga de acordo com a dor.

O exercício de alongamento pode ser realizado com o objetivo de distender o tecido cicatricial e deve ser feito de maneira suave e progressiva, iniciando de forma gradual, com tempo de execução entre 10 a 15 segundos, passando para tempos maiores, de até 60 segundos, assim que o limiar de dor permitir. A decisão sobre o retorno ao esporte e ao treinamento esportivo pode ser baseada em duas medidas simples: (1) capacidade de alongar o músculo lesado tanto quanto o músculo saudável contralateral; e (2) utilização do músculo lesado em movimentos livres de dor. Um exemplo importante de exercício de fortalecimento muscular para prevenção de lesões, mais especificamente da lesão dos isquiotibiais (músculo mais lesionado no atletismo e em muitos outros esportes), são exercícios de flexão de joelho com ênfase na fase excêntrica, chamados de exercícios nórdicos. Estes são amplamente difundidos e apresentam resultados promissores para a prevenção de lesão dos isquiotibiais (Fig. 10.6).

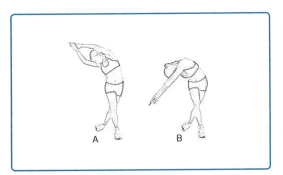

Fig. 10.5. Alongamento do trato iliotibial: (**A**) em posição ereta; (**B**) com flexão e rotação de tronco.

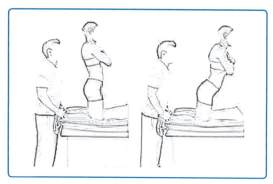

Fig. 10.6. Exercícios nórdicos para prevenção de lesão dos músculos isquiotibiais.

FATORES DE RISCO DE LESÕES RELACIONADAS À CORRIDA

Alguns estudos já foram realizados com o objetivo de identificar possíveis fatores de risco de lesão em corredores. Existem dois tipos principais de fatores que podem influenciar o surgimento de LMRC: (a) os fatores intrínsecos (ou não modificáveis), como idade, gênero, fatores antropométricos, anatômicos, biomecânicos e lesões prévias; e (b) os fatores extrínsecos (ou modificáveis), que são aqueles relacionados com as características do treinamento[7,21].

Entre todas as variáveis estudadas, as únicas que apresentam forte evidência de que realmente sejam fatores de risco de LMRC são a distância semanal percorrida e a história de lesões prévias[7]. A explicação para isso seria que o maior volume de treino levaria à sobrecarga do sistema musculoesquelético, podendo predispor os corredores a LMRC, e que lesões prévias não tratadas ou tratadas de forma inadequada (por exemplo, volta ao esporte antecipada) deixariam a estrutura musculoesquelética mais suscetível a sofrer uma nova lesão. Curiosamente, os fatores biomecânicos e anatômicos não possuem evidência de terem associação com o surgimento de LMRC[7]. Exceto para distância semanal, outros fatores de treinamento de corrida não possuem forte evidência de serem fatores de risco de LMRC, apesar de um estudo prospectivo, realizado com 191 corredores recreacionais brasileiros da cidade de São Paulo, ter demonstrado que a duração de treino acima de 1 hora, o treinamento em terreno misto (subidas e descidas) e a realização de treinos intervalados foram fatores de risco de LMRC nessa população[10]. A influência dos calçados de corrida e o padrão de contato inicial do pé no solo sobre o surgimento de LMRC serão discutidos mais adiante neste capítulo.

PREVENÇÃO DE LESÕES RELACIONADAS À CORRIDA

O custo com as lesões relacionadas à atividade física é alto[22], por isso é necessário o desenvolvimento de estudos que tenham por finalidade desenvolver e medir a eficácia de programas de prevenção de lesões. O objetivo final de um estudo que identifica fatores de risco de lesões é utilizar esses fatores conhecidos para dar suporte teórico ao desenvolvimento desses programas de prevenção[10]. Assim, os fatores de risco classificados como modificáveis ganham destaque, já que são passíveis de alteração, podendo, então, diminuir a exposição do corredor a esses fatores, bem como a chance de desenvolver lesão musculoesquelética[2,10]. Apesar de ainda não existirem muitos estudos que tenham verificado a eficácia de programas de prevenção de LMRC, uma revisão sistemática sobre esse tópico foi conduzida em 2011 e encontrou 25 estudos controlados aleatorizados sobre esse tópico, com 30.252 corredores no total, somando-se os indivíduos de todos os estudos[23]. Os resultados dessa revisão estão resumidos abaixo:

- **Exercícios de alongamento:** não existe evidência de que exercícios de alongamento previnam LMRC.
- **Exercícios de condicionamento:** não há evidência de que um programa de exercícios com fortalecimento, coordenação e flexibilidade previna LMRC.
- **Modificação do treinamento:** há evidência limitada de que a diminuição da duração e frequência de treinamento de corrida pode prevenir LMRC. Não há evidência de que aumento gradual (10% por semana) do volume de treinamento em corredores novatos previna LMRC.
- **Palmilhas e órteses:** há evidência de que órtese femoropatelar previna LMRC. Há limitada evidência de que a utilização de órteses no calcâneo para dar maior amortecimento previna dor muscular de início tardio em períodos de treinamento inten-

so. Não há evidência de que a utilização de palmilhas previna LMRC. Não há evidência de que palmilhas personalizadas sejam melhores que palmilhas padronizadas na prevenção de LMRC. Não há evidência de que palmilhas de absorção de impacto sejam melhores que palmilhas sem absorção de impacto na prevenção de LMRC.

- **Calçados e meias:** não há evidência de que a prescrição de calçados baseada na avaliação da área plantar em contato com o solo em bipedestação, classificados em normal (tênis de estabilidade), alto (tênis de amortecimento) e baixo (tênis de controle de movimento), previna LMRC. Não há evidência de que a utilização de meias com acolchoado de poliéster ou meias com dupla camada em comparação com a utilização de meias comuns previna LMRC.

Essa revisão sistemática[23] concluiu que são necessários mais estudos para que se possa determinar estratégias eficazes de prevenção de LMRC. Assim, atualmente existe uma discussão em torno dos estudos que controlam o padrão de aterrissagem do pé no solo e os calçados de corrida na prevenção de LMRC. O próximo item deste capítulo tem como objetivo apresentar a evidência científica em torno dessas discussões.

CALÇADO DE CORRIDA E PADRÃO DE ATERRISSAGEM DO PÉ NO SOLO

Desde os anos 1980, é recomendada a utilização de tênis de corrida com características de elevação e pesado amortecimento na região do calcâneo, e recursos de controle do movimento da articulação subtalar (Fig. 10.7 D). São os chamados "tênis de corrida com controle de pronação e/ou elevação do calcâneo com amortecimento" (*pronation control and/or elevated cushioned heel* – PCECH ou PECH)[24]. Em geral, para os corredores que possuem o tipo de pisada neutra (ou com pronação normal da articulação subtalar durante a corrida), são recomendados tênis de estabilidade (para melhorar a estabilidade da articulação subtalar, evitando a hiper ou hipopronação); para os que possuem o tipo de pisada hiperpronadora, são recomendados tênis de controle de movimento (para corrigir ou evitar o movimento exagerado em pronação da articulação subtalar); e para os corredores com tipo de pisada hipopronadora (ou supinadora), são recomendados tênis com amortecimento adicional (para aumentar a absorção de impacto, já que o pé é considerado mais rígido nesse tipo de pisada, perdendo a característica de amortecimento)[24,25]. Porém, uma revisão sistemática publicada em 2009 mostrou que até então nenhum estudo havia avaliado a eficácia da utilização desses tênis na prevenção de LMRC, concluindo, então, que a prescrição desses tênis para prevenção de LMRC não é baseada em evidência[24]. Além disso, entre 2009 e 2011, estudos controlados aleatorizados foram conduzidos, e todos concluíram que tênis PCECH não são eficazes na prevenção de LMRC[23,25].

A literatura tem demonstrado diferenças em variáveis biomecânicas entre indivíduos que correm com tênis PCECH, com tênis ou sapatilhas minimalistas ou, ainda, entre aqueles que correm descalços[26,27] (Fig. 10.7). Os tênis minimalistas são calçados mais flexíveis, com menos componentes de amortecimento (ou até sem nenhum amortecimento), com menos elevação do calcâneo (ou sem nenhuma elevação) e, principalmente, sem nenhum componente de controle da pronação da articulação subtalar (Figs. 10.7 B e 10.7 C). A principal diferença entre os indivíduos que correm com esses diferentes calçados ou descalços é o chamado padrão de aterrissagem do pé no solo (ou padrão de pisada)[26].

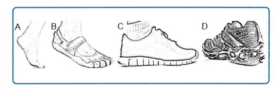

Fig. 10.7. Meios de contato do pé no solo: (**A**) descalço, (**B**) sapatilha minimalista, (**C**) tênis minimalista e (**D**) tênis com controle de pronação e/ou elevação do calcâneo com amortecimento (PCECH).

Existem três tipos de padrão de aterrissagem do pé no solo (PAPS) durante a corrida: a) retropé, quando o contato inicial é realizado com o terço posterior do pé; (2) mediopé, quando o terço anterior e o terço posterior do pé tocam simultaneamente no solo; e (3) antepé, quando o terço anterior do pé toca inicialmente no solo[28] (Fig. 10.8).

Quando o indivíduo realiza a aterrissagem com o retropé, ele provoca dois picos de impacto verticais desde o momento do contato inicial até o momento do desprendimento do pé: (1) um primeiro impacto de curta duração, também conhecido como primeiro pico de impacto passivo ou impacto transiente, que são forças abruptas de alta magnitude transferidas para o corpo mediante o contato do calcanhar com o solo; e (2) um segundo pico que é compatível com a descarga de peso total do corredor no pé de apoio, que vai diminuindo até haver o desprendimento do pé no solo[26]. Os corredores que possuem padrão de mediopé ou antepé apresentam uma curva de impacto transiente (primeiro impacto) muito pequena ou inexistente, realizando aumento gradativo e uniforme das forças de reação do solo verticais no momento do impacto com o solo[26].

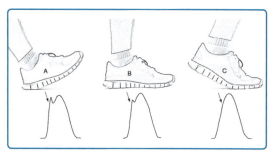

Fig. 10.8. Padrões de aterrissagem do pé (padrões de pisada): **(A)** retropé, **(B)** mediopé e **(C)** antepé. As setas indicam o impacto transiente. (Esta figura é apenas esquemática).

Os estudos que caracterizaram a distribuição do PAPS em corredores encontraram que 80% dos corredores possuem o PAPS em retropé. Porém, esses estudos foram conduzidos com corredores de elite, que são mais velozes que os corredores recreacionais, e o PAPS é velocidade-dependente, ou seja, corredores mais velozes tendem a apresentar maior distribuição de padrões antepé e mediopé[28].

Um estudo encontrou que mais de 90% dos corredores recreacionais apresentam o padrão retropé[29]. Há uma teoria de que o surgimento e a utilização dos calçados de corrida PCECH tenham levado a população de corredores a adotar com maior frequência o padrão retropé, em razão de esses tênis apresentarem amortecimento e elevação no calcâneo, o que facilitaria a adoção desse padrão[26].

A implicação disso é que a literatura tem descrito que o padrão retropé pode expor os corredores a maior risco de LMRC[18,30], e muitos profissionais orientam os corredores de que a maneira "mais apropriada" para correr é com o padrão retropé. Muitos estudos ainda são necessários nessa área, porém a modificação do padrão de aterrissagem do pé no solo é possível pelo treinamento[18,26], e a adoção dos padrões mediopé e antepé apresenta resultados promissores para prevenção e tratamento das LMRC[18].

REFERÊNCIAS

1. Confederação Brasileira de Atletismo (CBAt). O atletismo – origens. 2012 [citado em Mar 2012]; Disponível em: <http://www.cbat.org.br/atletismo/origem.asp>.
2. Van Middelkoop M, Kolkman J, Van Ochten J, et al. Risk factors for lower extremity injuries among male marathon runners. Scand J Med Sci Sports. 2008;18(6):691-7.
3. Instituto Ipsos Marplan. Esporte na vida do brasileiro. In: Dossiê esporte: um estudo sobre o esporte na vida do brasileiro, 2ª parte; 2006. p. 61-88.
4. Koplan JP, Powell KE, Sikes RK, et al. An epidemiologic study of the benefits and risks of running. JAMA. 1982;248(23):3118-21.
5. Williams PT. Relationship of distance run per week to coronary heart disease risk factors in 8283 male runners. The National Runners' Health Study. Arch Intern Med. 1997;157(2):191-8.
6. World Health Organization. Integrated manegement of cardiovascular risk. WHO meeting; 2002 Jully 9-12. Geneva; 2002.
7. van Gent RN, Siem D, van Middelkoop M, et al. Incidence and determinants of lower extremity running injuries in long distance runners: a systematic review. Br J Sports Med. 2007;41(8):469-80.
8. Lopes AD, Costa LO, Saragiotto BT, et al. Musculoskeletal pain is prevalent among recreational runners who are about to compete: an observational study of 1049 runners. J Physiother. 2011;57(3):179-82.
9. Hespanhol Junior LC, Costa LO, Carvalho AC, et al. A description of training characteristics and its association with previous musculoskeletal injuries in recreational runners: a cross-sectional study. Rev Bras Fisioter. 2012;16(1):46-53.
10. Hespanhol Junior LC. Lesões musculoesqueléticas em corredores e características do treinamento: descrições, associações e taxas de lesão. São Paulo: Universidade Cidade de São Paulo; 2011.
11. Pileggi P, Gualano B, Souza M, et al. Incidência e fatores de risco de lesões osteomioarticulares em

corredores: um estudo de coorte prospectivo. Rev Bras Educ Fís Esporte. 2010;24(4):453-62.
12. Visnes H, Bahr R. The evolution of eccentric training as treatment for patellar tendinopathy (jumper's knee): a critical review of exercise programmes. Br J Sports Med. 2007;41(4):217-23.
13. Magnussen RA, Dunn WR, Thomson AB. Nonoperative treatment of midportion Achilles tendinopathy: a systematic review. Clin J Sport Med. 2009;19(1):54-64.
14. Moen MH, Tol JL, Weir A, et al. Medial tibial stress syndrome: a critical review. Sports Med. 2009;39(7):523-46.
15. Craig DI. Medial tibial stress syndrome: evidence-based prevention. J Athl Train. 2008;43(3):316-8.
16. McPoil TG, Martin RL, Cornwall MW, et al. Heel pain-plantar fasciitis: clinical practice guildelines linked to the international classification of function, disability, and health from the orthopaedic section of the American Physical Therapy Association. J Orthop Sports Phys Ther. 2008;38(4):A1-A18.
17. Barton CJ, Webster KE, Menz HB. Evaluation of the scope and quality of systematic reviews on nonpharmacological conservative treatment for patellofemoral pain syndrome. J Orthop Sports Phys Ther. 2008;38(9):529-41.
18. Cheung RT, Davis IS. Landing pattern modification to improve patellofemoral pain in runners: a case series. J Orthop Sports Phys Ther. 2011;41(12):914-9.
19. Fredericson M, Wolf C. Iliotibial band syndrome in runners: innovations in treatment. Sports Med. 2005;35(5):451-9.
20. Jarvinen TA, Jarvinen TL, Kaariainen M, et al. Muscle injuries: optimising recovery. Best Pract Res Clin Rheumatol. 2007;21(2):317-31.
21. Buist I, Bredeweg SW, Bessem B, et al. Incidence and risk factors of running-related injuries during preparation for a 4-mile recreational running event. Br J Sports Med. 2010;44(8):598-604.
22. McBain K, Shrier I, Shultz R, et al. Prevention of sports injury I: a systematic review of applied biomechanics and physiology outcomes research. Br J Sports Med. 2012;46(3):169-73.
23. Yeung SS, Yeung EW, Gillespie LD. Interventions for preventing lower limb soft-tissue running injuries. Cochrane Database Syst Rev. 2011(7):CD001256.
24. Richards CE, Magin PJ, Callister R. Is your prescription of distance running shoes evidence-based? Br J Sports Med. 2009;43(3):159-62.
25. Ryan MB, Valiant GA, McDonald K, et al. The effect of three different levels of footwear stability on pain outcomes in women runners: a randomised control trial. Br J Sports Med. 2011;45(9):715-21.
26. Lieberman DE, Venkadesan M, Werbel WA, et al. Foot strike patterns and collision forces in habitually barefoot versus shod runners. Nature. 2010;463(7280):531-5.
27. Logan S, Hunter I, Hopkins JT, et al. Ground reaction force differences between running shoes, racing flats, and distance spikes in runners. J Sports Sci Med. 2010;9(1):147-53.
28. Hasegawa H, Yamauchi T, Kraemer WJ. Foot strike patterns of runners at the 15-km point during an elite-level half marathon. J Strength Cond Res. 2007;21(3):888-93.
29. Almeida MO. Distribuição e caracterização do padrão de aterrissagem do pé no solo em corredores. São Paulo: Universidade Cidade de São Paulo; 2012.
30. Daoud AI, Geissler GJ, Wang F, et al. Foot Strike and Injury Rates in Endurance Runners: a retrospective study. Med Sci Sports Exerc. 2012.

Capítulo 11

Basquetebol

Felipe Tadiello

INTRODUÇÃO

O basquetebol é um dos esportes mais populares nos Estados Unidos e em todo o mundo e, portanto, representa uma das fontes mais comuns de lesões relacionadas aos esportes.

Este capítulo tem por objetivo mostrar um pouco do que é o basquetebol e, a partir daí, estudar alguns aspectos importantes para que o fisioterapeuta possa entender e trabalhar com esse esporte em níveis competitivo e amador.

Alguns aspectos que pretendemos abordar são fundamentais nos dias de hoje, pois o que mais se quer dentro da fisioterapia esportiva, de modo geral, é garantir que os atletas se lesionem menos. Cada vez mais, deve-se tentar realizar projetos preventivos com uma completa interação multidisciplinar.

Para reduzir o número de lesões que ocorrem no basquetebol, é muito importante conhecer com detalhes tanto o tipo quanto a incidência de tais lesões, além de, obviamente, ter conhecimentos básicos das regras e regulamentos do esporte.

Ao ter conhecimento das lesões de basquetebol mais comuns, bem como de seu diagnóstico e tratamento, o fisioterapeuta pode ajudar a acelerar o retorno do atleta para jogar e desfrutar do esporte.

HISTÓRICO

O basquetebol foi criado em fins de 1891, no estado americano de Massachusetts.

O professor James Naismith criou esse esporte com o grande objetivo de que, no inverno, os alunos de sua escola pudessem praticar atividade física em um recinto fechado e, ainda, de que esse esporte pudesse conter grande número de participantes.

No início, o basquetebol era jogado com nove homens de cada lado e tinha como objetivo a marcação de pontos com o arremesso de uma bola em dois cestos, que eram utilizados para colher pêssegos, colocados em lados opostos, a uma altura de 3 metros.

Em 1896, o basquetebol chegou ao Brasil, por intermédio do professor Augusto Shaw, do Mackenzie College de São Paulo, mas foi implantado definitivamente somente em 1912, no Rio de Janeiro, em uma campanha iniciada pela Associação Cristã de Moços.

Sua grande consolidação no cenário esportivo internacional se deu no ano de 1936, quando, pela primeira vez, foi incluído nos Jogos Olímpicos, que naquele ano foram realizados em Berlim, consagrando os Estados Unidos da América como os primeiros campeões olímpicos dessa modalidade[1,2].

CARACTERÍSTICAS

O basquetebol é um esporte coletivo, olímpico, de contato físico limitado e com impacto. É praticado em um espaço físico delimitado, a quadra (que mede 28 x 15 m).

O basquetebol é constituído por uma soma de habilidades específicas ou fundamentos de jogo. Essas habilidades evoluem para situações específicas do jogo e, consequentemente, quando requerem maior organização, derivam para aspectos táticos (defensivos e ofensivos). Toda essa estrutura depende, fundamentalmente, do correto desenvolvimento de capacidades motoras condicionantes e coordenativas[3].

Um aspecto marcante no basquetebol é a grande exigência muscular empregada nos membros inferiores, decorrente de uma sucessão de esforços intensos e breves, realizados em ritmos diferentes, por meio de um conjunto de constantes lançamentos, saltos (verticais e horizontais) e corridas; e todas essas ações podem ocorrer em curto espaço físico e, às vezes, em curto espaço de tempo. Outra característica importante do basquetebol é a variabilidade de ritmo e intensidade na execução das ações[3,4].

A prática do basquetebol exige o desenvolvimento de três capacidades motoras condicionais básicas: *força* (garante a boa execução dos movimentos específicos do jogo); *resistência geral* (é responsável pela manutenção do estado físico do atleta e também por sua maior condição de recuperação de um jogo para outro); *resistência específica* (é responsável pela execução eficiente e com intensidade adequada dos movimentos específicos durante todo o jogo); e, por último, *velocidade* (garante ao atleta a capacidade de se deslocar com rapidez com ou sem posse de bola, para responder rapidamente aos estímulos).

Quanto às capacidades *coordenativas* ou *psicomotoras* do atleta de basquetebol, destacam-se[4]:
- Percepção espaço-temporal;
- Seleção imagem-campo;
- Coordenação multimembros;
- Coordenação óculo-manual;
- Destreza manual;
- Estabilidade braço-mão;
- Precisão.

Também é interessante observar que alguns estudos mostram as relações funcionais dessas capacidades condicionantes em jogos de basquetebol. As distâncias percorridas pelos jogadores durante jogos de basquetebol variam de 4.000 a 6.000 m. Já os saltos variam, em média, de 30 a 65 cm, dependendo da posição do jogador. Nesse caso, os pivôs são os que mais saltam em virtude de sua função específica de buscar rebotes, o que leva a repetidos saltos em curtos espaços de tempo. Além disso, o basquetebol é um jogo baseado em ações rápidas e de alta intensidade. A maioria delas (51%) ocorre entre 1,5 e 2s. Somente 5% dessas ações ocorrem acima dos 4s[5-11].

Outro interessante aspecto a ser citado diz respeito às suas regras. Estas evoluíram bastante desde sua criação; entretanto, em alguns aspectos, não se modificaram, por exemplo, com relação ao fato de a bola dever ser movimentada com as mãos, de o jogador não poder correr com a bola nas mãos etc. Contudo, é necessário também citar algumas novas regras e alterações, tais como o jogo durar 40 minutos, divididos em quatro períodos, haver a participação de apenas cinco jogadores em cada equipe, mas podendo esta utilizar até 12 elementos durante uma partida[1].

Existem três posições principais no basquetebol:
- Armador ou posição 1: são os atletas que organizam as jogadas dentro da quadra. Normalmente, são os mais velozes e mais habilidosos.
- Ala/armador ou posição 2 e 3: são os que mais definem as jogadas em direção à cesta. Também são hábeis e velozes, mas normalmente são mais altos e fortes que os armadores.
- Pivô ou posição 4 e 5: são os atletas que jogam mais perto da cesta, e entre suas principais funções estão pegar rebotes (ofensivos e defensivos) e dar "tocos" (gesto defensivo de bloqueio). Normalmente, são atletas mais fortes e altos e que atuam com muito contato físico.

BIOMECÂNICA DOS GESTOS ESPORTIVOS MAIS COMUNS NO BASQUETEBOL

Os movimentos básicos do basquetebol podem ser executados de forma isolada ou combinada com outros movimentos, dependendo das capacidades motoras condicionais e coordenativas.

Esses movimentos, normalmente chamados de fundamentos, são:

- Arremesso – lançamento da bola em direção à cesta usualmente feito com uma mão de apoio e a outra, que faz o gesto de precisão. Existem algumas variações do arremesso, tais como: a bandeja (arremesso realizado com uma mão quando o atleta está em movimento, podendo dar dois passos rítmicos sem quicar a bola) e o *jump* (arremesso com salto).
- Drible – deslocamento do jogador quicando a bola com uma das mãos.
- Passe – lançamentos da bola com as duas mãos entre companheiros da mesma equipe. Este fundamento também tem algumas variações, que vão desde um passe comum com as duas mãos, até passes com uma mão, que podem ser pela frente e, até mesmo, por trás do corpo.
- Rebote – recuperação da posse de bola após um arremesso não convertido, podendo ser um rebote tanto de ataque como de defesa.
- Posição de defesa – é a posição em que o jogador fica durante o período que está em situação defensiva, tentando induzir o atacante ao erro. Essa posição caracteriza-se pelo fato de o indivíduo estar em flexão de joelhos, quadril e tronco, como se estivesse "sentado em uma cadeira", e dessa maneira se deslocar em todas as direções.

LESÕES NO BASQUETEBOL

As lesões podem ser consideradas como o principal fator de afastamento de atletas de sua modalidade esportiva. Esse afastamento é prejudicial, pois influencia diretamente no seu desempenho físico e técnico, além dos possíveis prejuízos psicológicos, já que a recuperação pode ser demorada, exigindo dele muita paciência e cautela para voltar à atividade. Consequentemente, a equipe também é prejudicada. As lesões, muitas vezes, acabam acontecendo em momentos importantes da carreira dos atletas, afastando-os de competições, tirando-os de seleções e, em alguns casos, provocando o abandono precoce da carreira[12].

O basquetebol é um esporte de contato limitado. No entanto, por causa da grande movimentação dos atletas, a maior parte dela de forma veloz, com grandes mudanças bruscas de direções e saltos, dentro de espaço físico limitado, há frequentes contatos físicos, que, muitas vezes, podem causar vários tipos de lesões.

Outros fatores que permitem que as lesões sejam cada vez mais frequentes, não só no basquetebol, mas em todos os esportes, são o aumento da competitividade e do profissionalismo dos atletas e, ainda, o excesso cometido pelos próprios esportistas e seus treinadores.

Em um estudo feito com atletas jovens do Canadá, constatou-se que, internacionalmente, as lesões no esporte, em jovens (com idade entre 11 e 15 anos), estão entre 32% e 55% de todas as lesões em meninos e entre 19% e 59% de todas as lesões em meninas. Lesões esportivas, em particular do joelho e do tornozelo, podem resultar em aumento do risco de desenvolvimento de osteoartrite precoce. Estima-se também que 8% da juventude pode suspender suas atividades recreativas esportivas anualmente por causa de alguma lesão, o que poderia levar à menor qualidade de sua saúde no futuro[13]. Nesse mesmo estudo, Emery e Tyreman[13] mostram que a maior proporção de lesões ocorre no basquetebol (14%), em comparação com esportes como futebol (12%), hóquei (8,6%), *snowboarding/ski* (7,1%) e ciclismo (6,2%).

Estima-se que mais de 1,6 milhão de lesões é associado com o basquetebol a cada ano[14].

Uma grande quantidade de pesquisas tem estudado as lesões que mais acometem o basquetebol. No entanto, o entendimento da epidemiologia das lesões nesse esporte, assim como em outros, apresenta grandes dificuldades. Aspectos como os critérios de catalogação do conceito de lesão, a descrição da incidência de lesões, a inclusão das lesões nos protocolos de estudo e até a sua própria denominação são muito variados conforme os autores estudados. Ainda é difícil poder registrar todos os casos de lesões que ocorrem. E, por último, o que também dificulta o entendimento da epidemiologia das lesões no basquetebol é a diversidade dos grupos de desportistas estudados, como profissionais: da NBA, europeus, do basquete feminino, do basquete juvenil etc.[15].

As lesões que mais acometem os atletas desse esporte pode ser classificadas em lesões agudas, resultantes de um trauma, ou lesões crônicas, resultantes principalmente da sobrecarga. Contudo, vale lembrar que essa definição operacional não está necessariamente correta. Segundo Prentice[16], em 2002, lesão aguda é aquela cuja inflamação ativa está presente, incluindo sintomas clássicos de sensibilidade, vermelhidão, tumefação e calor; já a lesão crônica é aquela cuja resposta celular normal do processo inflamatório está alterada, substituindo os leucócitos por macrófagos do plasma.

Dick et al.[17] ainda mostram que podemos ter classificações em relação aos mecanismos de lesões, os quais podem ser divididos em três principais:

- Contato com outro jogador;
- Outros contatos (por exemplo, o contato com bola ou no chão);
- Não contato.

A maioria das lesões em jogos (52,3%) e treinos (43,6%) resultou do contato com outro jogador. O restante das lesões de jogo foi distribuído igualmente entre não contato (22,3%) e outros contatos (24,3%), enquanto não contato foi o segundo maior mecanismo de lesão em treinos (36,3%).

Classificação das lesões

Lesões agudas ou traumáticas

Borowski et al.[18], em 2008, mostraram, em um estudo com mais de 780 mil atletas de basquetebol colegial, que a entorse de tornozelo é a lesão aguda mais frequente. Esse resultado foi mostrado por diversos outros estudos, entre os quais o de Liu e Jason[19], nos Estados Unidos, segundo o qual as entorses de tornozelo são consideradas quase uma "regra" para os atletas do basquetebol.

Ainda, segundo esses estudos, as lesões agudas que mais acometem os atletas de basquetebol estão na Tabela 11.1.

Lesões crônicas ou por sobrecarga

Esses tipos de lesões que acometem os atletas de basquetebol têm sua grande fonte nos frequentes abusos de carga e intensidade de treinamento, que ocorrem, muitas vezes, sem que o atleta esteja devidamente preparado para tal.

Abaixo, seguem as regiões com maior número de queixas de lesões crônicas ou por sobrecarga, em dois estudos importantes, um realizado por Cohen et al.[21], em 1999, com atletas brasileiros de categoria menor (até 18 anos de idade), e outro realizado por Starkey[24], em 2000, com coleta de resultados do acompanhamento de 1.094 atletas durante mais de dez anos no basquetebol americano profissional (NBA):

1ª: joelho;
2ª: coluna lombar;
3ª: ombro.

E ainda como resultado desse segundo estudo, pode-se visualizar a inflamação patelofemoral como principal causa de afastamento das práticas do basquetebol.

Essas relações de lesões crônicas e agudas servem como alerta e como forma de se tomar certas

Tabela 11.1. Lesões agudas mais comuns no basquetebol

Autor	Tipo de lesão			
	Entorse de tornozelo	Entorse de joelho	Lesões nos punhos, mãos e dedos	Traumas cabeça/face
Marqueta e Tarrero[15]	13,2% a 25%	3,6 a 4,61%	2,7 a 17,09%	
Zelisko et al.[20]	20%	18%		
Cohen et al.[21]	36%	10,8%	20,80%	
De Rose e Vasconcelos[22]	33%	21%	17%	
Deitch et al.[23]	13,70%			
Dick et al.[17]	26%	6,2 a 7,4%	1,6%	3,6%
Borowski et al.[18]	39,70%	14,7%	9,60%	13,60%

precauções. Por isso, ainda temos que estudar os possíveis fatores que seriam considerados predisponentes para que essas lesões ocorressem e, então, tentar preveni-las. No entanto, apesar de haver alguns estudos sobre os fatores predisponentes que podem gerar as lesões no basquetebol, muitas informações ainda são inconclusivas.

Esses fatores predisponentes podem ser divididos em extrínsecos e intrínsecos. A seguir, estão listados esses possíveis fatores e o que a literatura tem relacionado a esses temas.

Fatores predisponentes

Fatores predisponentes extrínsecos

TIPO DE CALÇADO

Os calçados específicos para o basquetebol, durante muito tempo, foram conhecidos por terem cano mais longo, no intuito de fornecer proteção contra entorses de tornozelo, fato que até hoje gera bastante controvérsia. Porém, uma revisão sistemática realizada por Beynnon et al.[25] mostrou que, apesar de alguns estudos revelarem que um tênis com seu cano mais longo não previne entorses de tornozelo, certas características de concepção podem proporcionar aumento de estímulo proprioceptivo, mantendo o tornozelo mais estimulado.

TIPO DE PISO

O basquetebol é praticado em diferentes tipos de piso de quadra. As quadras oficiais são, normalmente, de madeira e com piso flutuante, favorecendo um melhor amortecimento de quedas e gerando menos sobrecarga sobre as articulações. Porém, não é só nesse tipo de piso que se pratica esse esporte, mas em muitos pisos diferentes, tais como asfalto e concreto, que, além de não absorverem impacto, podem causar diversos tipos de lesões, como abrasões, lacerações e contusões.

DURAÇÃO E INTENSIDADE DA ATIVIDADE ESPORTIVA

As equipes profissionais de basquetebol realizam em torno de dez treinos semanais, com duração média aproximada de 90 a 120 minutos. Além disso, dependendo da fase da competição em que as equipes estão, podem realizar duas a três partidas por semana. Pelo fato de se realizarem muito mais horas de treinamento, é muito claro em diversos estudos que esse esporte proporciona maior número absoluto de lesões em treinamentos; entretanto, o número relativo de lesões é muito maior em jogos[17,21,26]. Ou seja, proporcionalmente, ocorrem mais lesões durante jogos do que durante treinos. Esses números se devem ao fato de os atletas realizarem as atividades competitivas em intensidade muito mais alta em relação aos treinamentos.

- Duas vezes mais lesões em jogos do que em treinos[17];
- Duas vezes mais lesões de tornozelo em jogos em relação aos treinos[25];
- Número absoluto de lesões maior em treinos: 72,4%[21];
- Risco maior em jogos[26].

POSIÇÃO DO JOGADOR

Como já descrito, existem três posições principais no basquetebol; como os jogadores de cada posição executam uma função diferente, normalmente se espera que eles tenham características e quantidades de lesões diferentes. Porém, a literatura ainda se mostra controversa, com estudos mostrando que não há diferença entre as posições[21], enquanto outros mostram que existem mais lesões em armadores, em segundo lugar nos alas e, por último, nos pivôs[27].

Fatores predisponentes intrínsecos

CONDICIONAMENTO FÍSICO E TÉCNICO

Parece óbvio quando se fala que um dos fatores predisponentes a uma lesão é o condicionamento físico inadequado; entretanto, infelizmente, ainda na prática diária do basquetebol, até mesmo profissional, encontramos grande quantidade de lesões relacionadas a esse fato, principalmente as lesões musculares, que, em geral, ocorrem por sobrecarga do atleta, seja no início da temporada, quando o atleta ainda não está preparado para a carga a que será exposto, e/ou no fim da temporada, quando o atleta já não consegue acompanhar o ritmo que será estabelecido.

Além disso, principalmente, quando se fala de categoria menor, alguns atletas não têm habilidade e coordenação técnica suficiente para executar todas as tarefas conduzidas pelos seus professores e técnicos, desse modo podendo executá-las de forma inadequada, facilitando movimentos que causam lesões.

Gênero

O fator gênero no basquetebol, como em muitos esportes, também é muito controverso segundo a literatura.

Dane et al.[28], em 2004, estudando a relação entre as lesões e os gêneros de vários esportes, entre eles o basquetebol, e contando com 329 homens e 120 mulheres, de 17 a 28 anos, não conseguiram encontrar diferenças na porcentagem de lesões entre homens e mulheres.

Por outro lado, existem estudos que mostram que há muito mais lesões nas atletas do sexo feminino, principalmente quando se fala nas lesões do ligamento cruzado anterior (LCA) do joelho. Dick et al.[17], em 2007, mostraram que 15,9% das lesões em jogos ocorreram no joelho de atletas de basquetebol feminino, enquanto no masculino foram 7,4%. Muitas vezes essas lesões podem ser explicadas pelas diferenças anatômicas que existem no sexo feminino, nesses casos um ângulo Q aumentado.

Psicológicos

Os fatores psicológicos, independentemente do nível profissional ou recreativo, sempre estão presentes quando se fala em lesões no esporte, tanto um fator que pode predispor a uma lesão como um fator que pode atrapalhar uma completa reabilitação.

Segundo Rose Jr.[29], atletas de alto nível (mundial e olímpico) entendem que as lesões são um dos principais fatores de estresse, pois podem representar afastamento das atividades por longos períodos, tratamentos que exigem muito sacrifício físico e psicológico e, em alguns casos, como dito anteriormente, o encerramento precoce da carreira.

Outras situações que Rose Jr.[29] levanta como situações que levam ao estresse emocional do atleta são:
- Lances livres decisivos;
- Sair com cinco faltas;
- Jogar em más condições físicas.

Além dessas situações, Junge[30] ainda coloca mais alguns eventos do cotidiano que podem estar relacionados a qualquer tipo de atleta, como morte familiar, desemprego, briga conjugal e, até mesmo, atrasos de salário.

Epidemiologia das principais lesões do basquetebol

Depois de tudo descrito até aqui, chegamos a mais um importante passo para o entendimento completo do que é a fisioterapia esportiva no basquetebol: conhecer a epidemiologia das lesões do esporte.

Os segmentos corporais frequentemente acometidos por lesão são divididos em cinco grandes partes: cabeça/pescoço, membros superiores (MMSS), tronco/coluna, membros inferiores (MMII) e órgãos/outros. Aproximadamente, 60% de todas as lesões ocorridas em jogos e treinos acontecem nos MMII[12,17].

As Tabelas 11.2 e 11.3 mostram um quadro geral da incidência de lesões nos MMII e MMSS, por gênero, em estudo realizado com atletas brasileiros.

Tabela 11.2. Incidência de lesões em membros inferiores, considerando a localização, por gênero[12]

Local	Total N	Total %	Masculino N	Masculino %	Feminino N	Feminino %
Joelho	95	34,7	44	33,6	51	35,7
Tornozelo	150	54,7	74	56,5	76	53,1
Coxa	13	4,7	8	6,1	5	3,5
Perna	7	2,6	2	1,5	5	3,5
Panturrilha	4	1,5	2	1,5	2	1,4
Virilha	3	1,1	1	0,7	2	1,4
Quadril	1	0,3	0	0	1	0,7
Tendão de Aquiles	1	0,3	0	0	1	0,7
Total	274	100	131	100	143	100

Tabela 11.3. Incidência de lesões em membros superiores, considerando a localização, por gênero[12]

Local	Total N	Total %	Masculino n	Masculino %	Feminino n	Feminino %
Ombro	20	45,5	7	30,4	13	62
Mão	19	43,2	12	52,2	7	33,3
Punho	3	6,8	2	8,7	1	4,7
Braço	2	4,5	2	8,7	0	0
Total	44	100	23	100	21	100

Entorse de tornozelo

Entorse de tornozelo é a lesão aguda que mais acomete os atletas desse esporte, normalmente atingindo o complexo ligamentar lateral do tornozelo (ligamentos: fibulotalar anterior, fibulocalcâneo, fibulotalar posterior). Essa lesão decorre do trauma proveniente de um movimento excessivo de inversão com flexão do tornozelo, muitas vezes nas aterrissagens de saltos em cima do pé de outro atleta ou, ainda, nas freadas dos movimentos laterais.

Como a entorse é a lesão mais estudada nesse esporte, existem várias medidas que pretendem não só tentar prevenir essa lesão, mas pelo menos diminuir a magnitude dela. Uma dessas medidas, com boa qualidade, é a utilização de órteses[25] e bandagens funcionais para tentar conter uma inversão forçada. No entanto, a literatura tem mostrado que só com esses procedimentos não se consegue reduzir muito a quantidade desse tipo de lesão.

Portanto, continuam sendo necessárias outras abordagens, tais como estímulos sensório-motores, de preferência funcionais para o basquetebol, para que os atletas possam ter essas taxas de lesões de tornozelo diminuídas.

Lesões no joelho

Neste quesito específico, existem várias lesões que atrapalham muito os atletas e resultam em muito trabalho para os departamentos médicos das equipes de basquetebol.

E, novamente, as próprias características do esporte, com grande quantidade de saltos, giros e mudanças bruscas de direção, acabam proporcionando estatísticas como as que Starkey[24] mostra em seu trabalho, com o complexo femoropatelar como o segundo mais frequente local do trauma ortopédico e ocupando a terceira posição no número de dias perdidos de competição. Quando considerado como uma única unidade, o joelho (articulação tibiofemoral) e complexo femoropatelar é o local mais prevalente de trauma ortopédico (1367, 13,8%), representando a maior quantidade de tempo perdido (17.567 dias, 26,6%) e perdendo apenas para o tornozelo no percentual de incidência de lesões relacionadas com o jogo.

As lesões ligamentares do joelho, por entorses, ocorrem entre 2,6% e 7,4%[17,24], sendo algumas com envolvimento de vários ligamentos e quase todas sem contato com outro atleta. O ligamento colateral medial é o ligamento mais frequentemente lesionado (47,4%), seguido por lesões capsulares gerais (28,6%), ligamento cruzado anterior (13,2%), ligamento colateral lateral (10,2%) e ligamento cruzado posterior (0,8%). Em 3,4% dos casos, a lesão ligamentar ocorreu simultaneamente com uma lesão do menisco.

Muitas dessas lesões ocorrem por desequilíbrio de forças entre quadríceps e isquiotibiais e/ou entre os rotadores externos e internos da coxa.

Lesões na coluna

Os traumas da coluna lombar foram a terceira lesão musculoesquelética mais prevalente. Contraturas e estiramentos lombares e rupturas do disco intervertebral responderam por 6.418 (9,7%) dias perdidos no estudo de acompanhamento de dez anos de atletas profissionais americanos.

A intervenção cirúrgica foi necessária para 3,7% dos casos registrados e contabilizados no estudo de Starkey[24].

Essas lesões na coluna lombar se devem, muitas vezes, ao grande esforço que os atletas fazem para realizar os movimentos defensivos, que, como descrito no começo deste capítulo, exigem que eles se desloquem em uma posição similar ao estar "sentado em uma cadeira", expondo a coluna lombar a grande sobrecarga em um movimento não natural para esse segmento.

Obviamente, não se pode esquecer dos eventos traumáticos que afetam essa região, direta ou indiretamente, por meio do contato físico com outros atletas e da enorme quantidade de saltos, respectivamente.

Lesões no ombro

Esse esporte, como é sabido, demanda grande quantidade de treinamento, e parte deste é prática de centenas de arremessos ao dia. Porém, ao contrário da maioria dos esportes que utilizam algum tipo de arremesso, o basquetebol usa o arremesso como movimento de precisão, e não como alavanca de força, que muitas vezes é o mecanismo causal de diversas patologias crônicas do ombro.

Portanto, quando se fala em lesão no ombro do atleta de basquetebol, está se tratando de um percentual baixíssimo de lesões crônicas e agudas, que normalmente não chamariam a atenção em possíveis programas preventivos, como os realizados em esportes como voleibol, handebol, natação etc.

Lesões nos punhos, mãos e dedos

Em virtude de o basquetebol ser um esporte praticado com a bola nas mãos, as lesões que acometem essas regiões são relativamente frequentes, não só pelo contato com a bola, mas também com os oponentes.

Podem ocorrer lesões como fraturas de carpo, metacarpo ou falanges, além das comuns luxações interfalangianas. No entanto, essas lesões, que até podem ser de grande magnitude, não afastam os atletas de sua atividade por muito tempo e, por isso, muitas vezes são negligenciadas pelos atletas e, até mesmo, pela comissão técnica e departamento médico.

Vale ressaltar, então, que o diagnóstico inadequado, com consequente ausência de tratamento adequado, pode gerar lesões crônicas de regiões que demandam grande precisão nesse esporte.

Lesões na cabeça e face

Nos últimos anos, tem-se observado grande aumento de intensidade dessas lesões no basquetebol, e isso é facilmente demonstrado por Dick et al.[17], quando relatam o aumento do número de lesões agudas na cabeça. Basta explicar que qualquer lesão na cabeça no basquetebol é devida ao contato direto. Traumas na cabeça têm como resultado concussões, lacerações, fraturas, lesões oculares e dentárias. Normalmente, essas lesões são acidentais ou incidentais, mas o aumento tem sido constante (65% mais lesões na cabeça em jogos nas últimas três temporadas da coleta desses dados, contra as três primeiras temporadas). De fato, ao longo do período de coleta, jogos e treinos combinados, 55% mais lesões agudas afetaram a cabeça e a face do que a mão e punho (631 lesões de cabeça ou faciais contra 404 de mão ou punho).

DISCUSSÃO E CONCLUSÃO

Depois de todo o exposto, podemos começar a entender o que é o basquetebol, ficando mais clara a sua dinâmica e o quanto esse esporte tem evoluído, principalmente no seu lado físico.

Em virtude dessa grande evolução do basquetebol, não se deve ignorar a necessidade de adaptação concomitante do fisioterapeuta esportivo. Esse profissional deve conhecer as características, gestos esportivos, regras/regulamentos e a epidemiologia das principais lesões do esporte em que vai atuar. Com base nesse conhecimento prévio, é que ele poderá, em parceria com a equipe multidisciplinar, estabelecer propostas para diminuir o número de lesões.

Essas propostas começam com orientação para o atleta fora da quadra, mostrando a ele a importância da utilização de equipamentos adequados (tênis, órteses/tornozeleiras e bandagens) e da realização de aquecimento (tanto em treinos quanto em jogos), chegando à utilização de trabalhos consagrados na literatura, como:

- Treinamento sensório-motor com gestos do basquetebol, sendo um bom exemplo o treinamento em desequilíbrio, com transferência de apoio bipodal para unipodal, de solo estável para solo instável;
- Estabilização segmentar da coluna, com exercícios que estimulam a ação antecipada dos estabilizadores dinâmicos da coluna lombar a serem ativados no momento adequado (abdominais – reto; oblíquos e transverso; paravertebrais lombares – músculos espinhais profundos e eretores da espinha; quadrado lombar e iliopsoas);
- Fortalecimento adequado da musculatura de MMII, buscando principalmente o equilíbrio entre as forças da região anterior e posterior da coxa, além do estímulo adequado aos rotadores da coxa, que são os estabilizadores do quadril, objetivando, assim, a diminuição do valgo dinâmico do joelho, um dos grandes vilões das entorses de joelho.

Outro fato que não deve ser ignorado é que, apesar de o maior número de lesões ocorrer nos MMII, não se pode deixar de dar importância aos outros segmentos afetados como MMSS, tronco e cabeça. Nessas regiões, o número de lesões é significativamente menor, mas elas também podem afastar os atletas de suas atividades por longos períodos, prejudicando seu desempenho e o da equipe.

REFERÊNCIAS

1. Medalha J, et al. Manual de educação física. São Paulo: Editora Pedagógica e Universitária Ltda.; 1975.
2. Marques W. Caderno técnico-didático basquetebol. São Paulo: Editora Pedagógica e Universitária Ltda.; 1983.
3. Ferreira AEX, De Rose Jr D. Basquetebol: técnicas e táticas. São Paulo: Editora Pedagógica e Universitária Ltda.; 1987.
4. De Rose Jr D, Tricoli V. Basquetebol: uma visão integrada entre ciência e prática. Barueri, SP: Manole; 2005.
5. Bertorello AL. Análisis descriptivo del básquetbol. Tiempos de juego, tiempos de pausa y distancias recorridas. Lecturas en Educación Física Y Deportes (Revista Digital). 2003;9(67). Disponível em: <www.efdeportes.com>.
6. Brandão E. Caracterização estrutural dos parâmetros de esforço no jovem basquetebolista. Rev Horizonte. 1992;52:135-40.
7. Janeira MA, Maia J. Game intensity in basketball: an interactionist view linking time-motion analysis, lactate concentration and heart rate. Coaching and Sport Science Journal. 1998;3(2):26-30.
8. Kokubun E, Daniel JF. Relações entre a intensidade e duração das atividades em partida de basquetebol com as capacidades aeróbica e anaeróbica: um estudo pelo lactato sanguíneo. Rev Paul Educ Fís. 1992;6(2):37-46.
9. Mcinnes SE, Carlson JS, Jones CJ, et al. The physiological load imposed on basketball players during competition. J Sports Sci. 1995;13(5):387-97.
10. Teodorescu L. Problemas da teoria e metodologia nos jogos desportivos. Rev Horizonte. 1984.
11. Tricoli V, Barbanti VJ, Shinzato GT. Potência muscular em jogadores de basquetebol e voleibol: relação entre dinamometria isocinética e salto vertical. Rev Paul Educ Fís. 1994;8(2):14-27.
12. De Rose G, Tadiello FF, De Rose Jr D. Lesões esportivas: um estudo com atletas do basquetebol brasileiro. Lecturas: Educación Física y Deportes. 2006(94).
13. Emery CA, Tyreman H. Sport participation, sport injury, risk factors and sport safety practices in Calgary and area junior high schools. Paediatr Child Health. 2009;14(7):439-44.
14. Matthews DE, Hannafin JA. Basketball injuries. American Orthopaedic Society for Sports Medicine. 2010.
15. Marqueta PM, Tarrero LT. Epidemiologia das lesões no basquete. Rev Bras Med Esporte. 1999.
16. Prentice WE, Voight ML. Técnicas em reabilitação musculoesquelética. Artmed; 2003.
17. Dick R, Hertel J, Agel J, et al. Descriptive epidemiology of collegiate men's basketball injuries: National Collegiate Athletic Association Injury Surveillance System, 1988-1989 through 2003-2004. J Athl Train. 2007;42(2):194-201.
18. Borowski LA, Yard EE, Fields SK, et al. The epidemiology of US high school basketball injuries, 2005-2007. Am J Sports Med. 2008;36(12):2328-35.
19. Liu SH, Jason WJ. Lateral ankle sprains and instability problems. Clin Sports Med. 1994;13:793-809.
20. Zelisko JA, Noble HB, Porter M. A comparison of men's and women's professional basketball injuries. Am J Sports Med. 1982;10:297-9.
21. Cohen M, Abdalla R, Ejnisman B, et al. Lesões musculoesqueléticas no basquete masculino. Aparelho Locomotor no Esporte. 1999;3:18-21.
22. Rose Jr D, Vasconcelos EG. Situações de stress específicas do basquetebol. Rev Paul Educ Fís. 1993;7(2):454-61.
23. Deitch JR, Starkey C, Walters SL, et al. Injury risk in professional basketball players: a comparison of Women's National Basketball Association and National Basketball Association athletes. Am J Sports Med. 2006;34(7):1077-83.
24. Starkey C. Injuries and illness in the National Basketball Association: a 10 year – perspective. J Athl Train. 2000;35(2):161-7.
25. Beynnon BD, Murphy DF, Alosa DM. Predictive factors for lateral ankle sprains: a literature review. J Athl Train. 2002;37(4):376-80.
26. Gomez E, De Lee JC, Famey WC. Incidence of injury in Texas girls high school basketball. Am J Sports Med. 1996;24(5):684-7.
27. Henry JH, Laureau B, Neigut D, et al. The injury rate in professional basketball. Am J Sports Med. 1982;10:16-8.
28. Dane S, Can S, Gursoy R, et al. Sport injuries: relations to sex, sport, injured body region. Percept Mot Skills. 2004;98(2):519-24.
29. Rose Jr D. Situações específicas e fatores de stress no basquetebol de alto nível [tese de livre-docência]. São Paulo: Escola de Educação Física e Esporte da Universidade de São Paulo; 1999.
30. Junge A. The influence of psychological factors on sports injuries. Am J Sports Med. 2000.
31. Oliveira O. O atleta moderno – Dicas e verdades para o esportista. São Paulo: Editora do Autor; 1987.

Capítulo 12

Capoeira

Fabrício Rapello Araújo
Fabíola Pereira Rebouças

INTRODUÇÃO

A capoeira é uma das manifestações culturais mais importantes do Brasil. Desenvolvida em terras brasileiras, sofreu influência direta das culturas do índio, do negro africano e do português, e tornou-se um dos mais importantes símbolos do país. Embora seja considerada uma arte marcial genuinamente brasileira, a capoeira envolve uma série de aspectos educacionais, lúdicos, terapêuticos, artísticos, culturais, filosóficos, folclóricos e também desportivos[1,2].

Caracteriza-se por um sistema de ataque e defesa, expresso em forma de dança, luta ou jogo, individualmente, em duplas ou em conjuntos, com movimentos ritmados e constantes, utilizando todos os segmentos corporais, em especial os membros inferiores e a cabeça, sendo praticada com acompanhamento de instrumentos musicais (principalmente o berimbau), de acordo com padrões pertinentes aos estilos tradicionais conhecidos como capoeira Angola e capoeira regional[1,2].

No Brasil, a partir da década de 1960, houve uma disseminação da modalidade no contexto educacional, desde o ensino fundamental até as universidades. Após cinco décadas de expansão pelo país e no exterior, tornou-se uma das principais práticas esportivas em território nacional, contabilizando um total estimado de 6 milhões de praticantes, com cerca de 35 mil núcleos de ensino, além de estar presente em outros 156 países[3,4].

A capoeira Angola é originada da fusão de elementos culturais de vários povos africanos que foram escravizados e mantidos em cativeiro no século XIX, especialmente os bantos vindos de Angola (por essa razão, o estilo leva esse nome), com a cultura dos nativos indígenas e dos colonizadores portugueses[5]. Embora haja divergências, é considerada a forma mais antiga de capoeira, proveniente diretamente dos escravos africanos, que a teriam desenvolvido e aperfeiçoado para se defenderem dos maus-tratos sofridos durante o período da escravidão. Seu mais importante ícone foi Vicente Ferreira Pastinha, o Mestre Pastinha, maior responsável pelo ensino e divulgação da Capoeira Angola pelo Brasil e mundo[6].

É composta de sete movimentos principais: cabeçada, rasteira, rabo de arraia, chapa de frente, chapa de costas, meia-lua e cutilada de mão. Apresenta, entretanto, um número infinito de variações que dependem do próprio posicionamento do capoeirista durante o jogo e da região do adversário a ser atingida[6,7].

Já a capoeira regional compreende o estilo criado por Manoel dos Reis Machado, o Mestre Bimba, sendo composta por movimentos da capoeira existente na época, pelo batuque (luta de rua já em desuso no Brasil) e por elementos de outras artes marciais. Mestre Bimba promoveu uma verdadeira revolução na modalidade: criou uma sistematização de ensino da capoeira regional, dividindo-a em estágios de admissão, formatura e especialização, e elaborou uma sequência pedagógica chamada sequência de Bimba, dividida em oito partes, praticada em duplas e formada pelos 18 movimentos principais: ginga, meia-lua de frente, cocorinha, armada, negativa, aú, queixada, benção, rolê, cabeçada, martelo, palma, godeme, arrastão, galopante, joelhada, joelhada lateral e meia-lua de compasso[8-10].

Ele introduziu, ainda, o conceito de graduações, sendo seus alunos divididos em três níveis hierárquicos: calouro, formado e formado especializado, além do mestre, representados pela cor do lenço amarrado na cintura (azul, vermelho, amarelo e branco, respectivamente). Dessa forma, conquistou reconhecimento político e aceitação social, passando a ser praticada pelas camadas elitizadas da sociedade baiana[8-10].

A Federação Internacional de Capoeira (FICA) elaborou a Nomenclatura Oficial de Movimentos de Capoeira, presente no Código Desportivo Internacional de Capoeira, na tentativa de padronização dos gestos esportivos dos estilos tradicionais de capoeira, conforme Tabela 12.1[2]. Geralmente, são descritos segundo sua forma de execução, objetivos desejados e efeitos esperados, sendo divididos, nas ações ofensivas, em golpes frontais, circulares ou desequilibrantes, e nas defensivas, em esquivas para frente, para os lados e para trás[11,12] (Tabela 12.1).

A denominada capoeira contemporânea, atualmente desenvolvida e ensinada pela grande maioria dos grupos e associações da modalidade no Brasil e no mundo, caracteriza-se por agregar, em um mesmo estilo, padrões de movimentos pertinentes aos estilos tradicionais, sofrendo, entretanto, fortes influências locais, regionais ou até estaduais na sua forma de ser praticada.

Já a capoeira desportiva é considerada o mais antigo segmento organizado da capoeira. Surgiu no Rio de Janeiro após a Proclamação da República, em 1889, e foi resultante do reaproveitamento dos gestos esportivos específicos da modalidade visando à criação de um método de ensino sistematizado, metodizado e estruturado. Seu patrono, Aníbal Burlamaqui, elaborou o primeiro Código Desportivo da Capoeira, sob o título de Ginástica Nacional (Capoeiragem) Metodizada e Regrada[1,2].

Esse trabalho descreve a área de competição, os critérios de arbitragem, de empate e de desempate, o uniforme de competição, uma relação de 28 gestos esportivos, uma posição base (guarda) e um processo pedagógico de todos os movimentos, descritos e ilustrados, contendo as estratégias de contragolpes e uma relação de exercícios preparatórios e de treinamento para uma rápida adaptação dos praticantes aos padrões de movimentos da capoeira[1,2].

Pela influência do trabalho de Aníbal Burlamaqui, foi fundado o Departamento de Luta Brasileira (Capoeiragem) na Federação Carioca de Boxe, em 1933, e na Federação Paulista de Pugilismo, em 1936. Em 1941, Getúlio Vargas estabeleceu as bases organizacionais dos desportos no Brasil, sendo constituídos a Confederação Brasileira de Pugilismo e o Departamento Nacional de Luta Brasileira. Já em 1953, o Conselho Nacional de Desportos estabeleceu oficialmente os critérios para a prática da capoeira desportiva, tendo como base os movimentos tradicionais da capoeira Angola e da capoeira regional, e em 1972 promoveu o início da fundação das Federações Estaduais de Capoeira[2].

Em 1992, criou-se a Confederação Brasileira de Capoeira (CBC), por meio do desmembramento do Departamento Nacional de Luta Brasileira da Confederação Brasileira de Pugilismo. A CBC foi vinculada ao Comitê Olímpico Brasileiro em 1995, e em 1999 criou-se a Federação Internacional de Capoeira, reconhecida pelo Comitê Olímpico Internacional em 2000[2].

Foi introduzida como modalidade de competição oficial dos Jogos Regionais e Jogos Abertos do Estado de São Paulo e Goiás em 2002, sendo criado, no mesmo ano, o Regulamento Desportivo Internacional de Capoeira. Em 2008, foi realizado o I Campeonato Mundial de Capoeira, em Araras. Atualmente há 24 federações estaduais e 92 ligas regionais e municipais, vinculadas à Confederação Brasileira de Capoeira Desportiva (CBCD), e a FICA já soma 27 confederações e federações nacionais credenciadas em todo o mundo[2].

Tabela 12.1. Nomenclatura Oficial dos Movimentos de Capoeira

A. Movimentos da capoeira regional

1. Açoite de braço
2. Açoite de braço em cruz
3. Apanhada
4. Armada
5. Armiloque
6. Arpínio
7. Arqueado
8. Arqueado de costas
9. Arrastão
10. Asfixiante
11. Aú
12. Aú batido
13. Baiana
14. Balão cinturado
15. Balão de lado
16. Banda de costas
17. Banda lisa
18. Banda traçada
19. Baú
20. Benção
21. Boca de calça
22. Bochecho
23. Buzina
24. Cabeçada
25. Calcanheira
26. Chapa
27. Chapa de costas
28. Chapéu de couro
29. Chulipa
30. Cintura robusta
31. Colar de força
32. Cotovelo
33. Crucifixo
34. Cruz
35. Cruzilha
36. Cutila
37. Dentinho
38. Desprezo
39. Dubliesse
40. Escurinho
41. Escurrumelo
42. Esporão
43. Forquilha
44. Galopante
45. Ginga
46. Giro de sereia
47. Godeme
48. Gravata alta
49. Gravata baixa
50. Guarda baixa
51. Guarda média
52. Guarda alta
53. Joelhada
54. Leque
55. Marrada
56. Martelo
57. Meia-lua de compasso
58. Meia-lua de frente
59. Mortal
60. Negativa
61. Palma
62. Pantana
63. Pescocinho
64. Ponteira
65. Presilha
66. Quebra mão
67. Quebra perna
68. Quebra pescoço
69. Queda de rins
70. Queixada
71. Rasteira
72. Suicídio
73. Telefone
74. Tesoura de costas
75. Tesoura de frente
76. Tombo de ladeira
77. Vingativa

B. Movimentos da capoeira Angola

1. Aú
2. Aú rolê
3. Cabeçada
4. Chamada aberta de costas
5. Chamada aberta de frente
6. Chamada da palma de frente
7. Chamada de entrada na barriga
8. Chamada do sapinho
9. Chapa de costas
10. Chapa de frente
11. Corta capim
12. Cotovelada
13. Cutilada de mão
14. Esquiva
15. Ginga
16. Joelhada
17. Meia-lua de costas
18. Meia-lua de frente
19. Negativa
20. Queda de rins
21. Rabo de arraia
22. Rasteira
23. Role
24. Tesoura de Angola

A partir destes movimentos, de Regional e de Angola, são encontradas variações. Retirado de: www.capoeira-fica.org

EFEITOS DA PRÁTICA DA CAPOEIRA

Os efeitos da prática da capoeira no desenvolvimento, promoção e recuperação das capacidades físicas e habilidades motoras têm sido investigados em algumas pesquisas. Os principais benefícios promovidos pela modalidade são: melhora do tônus e da força muscular, amplitude de movimento e flexibilidade articulares, agilidade, coordenação motora e equilíbrio estático e dinâmico, auxiliando, ainda, na prevenção do risco de quedas[13,14].

Nesse contexto, foram analisados os efeitos da prática da capoeira adaptada durante um período de três meses em 12 mulheres com média de idade de 70 anos, sobre os parâmetros antropométricos (massa corporal, estatura e índice de massa corporal – IMC) e capacidades físico-funcionais (agilidade, flexibilidade, força e resistência musculares de membros inferiores, equilíbrio e estabilidade postural estática). Embora não tenham sido encontradas diferenças estatisticamente significantes nos parâmetros antropométricos após o período de treinamento, evidenciou-se aumento de 9% na agilidade, 34% na resistência muscular e 68% na flexibilidade das articulações dos membros inferiores, além de melhora de 83,5% no equilíbrio estático[15].

Outra pesquisa avaliou os efeitos e repercussões da capoeira sobre o equilíbrio estático e dinâmico e a coordenação motora em 15 crianças com diagnóstico clínico de encefalopatia crônica não progressiva, diagnóstico cinético-funcional de hemiparesia espástica. Todas estavam em tratamento fisioterapêutico e foram divididas em dois grupos, sendo um grupo experimental, cujas intervenções foram fisioterapia e capoeira, e o outro um grupo controle submetido somente às intervenções fisioterapêuticas. Não foram evidenciadas diferenças estatisticamente significantes entre os dois grupos quanto à melhora do equilíbrio estático e dinâmico e à coordenação motora, porém o grupo experimental apresentou melhor desempenho motor em todos os testes propostos[16].

Já outro estudo analisou a influência de um programa de treinamento de capoeira, proposto por 10 semanas, em seis crianças portadoras de síndrome de Down, com média de idade de 11 anos, de ambos os sexos, sobre a coordenação motora fina, motricidade global e equilíbrio corporal. Todas apresentaram melhora de 50% em um dos testes de coordenação motora fina (agarrar uma bola), 34% em um dos testes de motricidade global (caminhar em linha reta) e 50% em outro teste (saltar com uma perna só). No equilíbrio corporal, houve melhora de 67% em um dos testes (equilíbrio na ponta dos pés) e 50% em outro teste (equilíbrio em uma perna só)[17].

Outra pesquisa teve como objetivo comparar o equilíbrio estático de cinco capoeiristas portadores de deficiência visual, com média de idade de 28 anos e tempo de prática da modalidade em torno de dois anos, de ambos os sexos, com cinco sujeitos deficientes visuais não praticantes de capoeira, com média de idade de 32 anos. Não foram evidenciadas diferenças estatisticamente significantes na comparação do equilíbrio entre os grupos, porém os capoeiristas obtiveram melhor desempenho nos dois testes propostos[18].

Outro trabalho comparou os efeitos da prática da capoeira em relação aos parâmetros antropométricos e cardiovasculares de 15 homens, com média de idade de 24 anos, praticantes da modalidade há pelo menos dois anos, com 12 indivíduos sedentários, cuja média de idade foi de 25 anos. Não foram encontradas diferenças significativas nos índices antropométricos avaliados (massa corporal, estatura, IMC, índice de relação cintura-quadril, percentual de gordura corporal e de massa magra). Entretanto, foram evidenciadas diferenças significantes favoráveis aos praticantes de capoeira na distância percorrida no teste de Cooper de 12 minutos e no consumo máximo de oxigênio (VO_2 máx); 60% dos capoeiristas apresentaram desempenho cardiovascular bom e 5% obtiveram um resultado considerado muito bom. Não houve diferenças entre os grupos nos valores de pressão arterial sistólica (PAS), pressão arterial diastólica (PAD), pressão arterial média (PAM) e frequência cardíaca (FC) ao repouso e após o primeiro, o quinto e o décimo minuto[19].

LESÕES E DISFUNÇÕES NA CAPOEIRA

Durante a prática da modalidade, o capoeirista executa constantemente uma série de adaptações e variações de movimentos e posturas corporais de acordo com as situações e necessidades apresentadas durante o jogo[20].

A literatura disponível sobre a epidemiologia de lesões e disfunções na capoeira é escassa, restrita a uma pequena quantidade de artigos publicados e palestras apresentadas em eventos científicos.

Um estudo avaliou a prevalência de lesões em praticantes da capoeira contemporânea da cidade de São Paulo, por meio de um questionário aplicado a 199 capoeiristas, de ambos os gêneros, com média de idade de 19 anos, tempo de prática de mais de um ano e com frequência de 6 horas de treino semanal. Foram identificadas 425 lesões, sendo as regiões mais acometidas, por ordem decrescente e em porcentagem absoluta, os membros superiores (29,2%), a coluna lombar (23,8%), os joelhos (12,5%) e os tornozelos (10,8%). Entretanto, as afecções da coluna lombar acometeram 29,6% dos indivíduos avaliados, enquanto os acometimentos de membros superiores incidiram em 28,6% dos sujeitos, de joelho em 13,06% e de tornozelo em 10,5%. Essa distribuição estaria intrinsecamente associada à própria natureza dinâmica e à grande diversidade dos gestos esportivos executados. Além disso, a repetição sistemática dos movimentos durante os treinamentos poderia predispor o capoeirista à ocorrência dessas lesões[20,21].

Esse trabalho aponta, ainda, que as lesões relacionadas à prática da capoeira apresentaram uma distribuição homogênea nas diferentes faixas etárias, não denotando qualquer associação com o processo de envelhecimento, sugerindo que as demandas fisiológicas impostas pela modalidade não predispõem o praticante à ocorrência de lesões com o decorrer da idade. Também não foi identificada nenhuma correlação da incidência de lesões com o tempo de prática do esporte, explicada possivelmente pela adaptação das estruturas orgânicas ao treinamento e pela tendência de ter ocorrido um maior índice de lesões traumáticas do que as de sobrecarga na população estudada[21].

Uma pesquisa avaliou a prevalência de lesões em capoeiristas da cidade do Rio de Janeiro. Foram avaliados 145 indivíduos, com média de idade de 26,7 anos mediante a aplicação de questionários específicos e validados. Entre os sujeitos, 75,9% eram do gênero masculino, e 69,8% deles praticavam capoeira regional, 27,9% capoeira contemporânea e 2,3% capoeira Angola. Dos praticantes, 42,1% treinavam três vezes por semana, 15,9% apresentaram frequência de cinco treinos semanais e os 12,3% restantes se dividiram em uma, seis ou sete vezes. O período de tempo dos treinos, para 50% dos capoeiristas, foi de 2 horas, seguido de 1 hora para 32,9% e de 3 horas para 11% dos entrevistados. A duração dos treinamentos para os 6,1% restantes variou entre 4, 5 e 6 horas[22].

A dor no joelho foi identificada em 84,2% dos praticantes; e dos 122 sujeitos acometidos, 58,2% referiram queixa dolorosa diária na região. Já a dor no ombro foi verificada em 69% dos capoeiristas, enquanto a dor lombar foi detectada em 36,6%. Dos 53 casos de lombalgia, 56,5% ocorreram no gênero feminino[22].

Tendo como base um levantamento da incidência de lesões em 26 integrantes, de ambos os gêneros, da Seleção Santista de Capoeira Desportiva, ou seja, em capoeiristas que foram submetidos a treinamento com foco competitivo entre as temporadas de 2008 e 2010, foram identificados dois tipos predominantes de lesões: as de origem traumática, acometendo, em ordem decrescente, a região do punho, tornozelo e face; e as lesões de sobrecarga ou repetitivas, sendo mais frequentes no ombro, joelho e quadril[23,24].

Um estudo realizou a avaliação postural de 16 atletas de capoeira contemporânea, do gênero masculino, com média de idade de 28 anos, praticantes da modalidade no mínimo duas vezes por semana, com tempo médio de prática de 10 anos, e evidenciou aumento da cifose torácica em 100% da amostra, 56% de aumento da lordose lombar, 81% de anteversão pélvica; 100% dos casos apresentaram protrusão de ombros, escápulas aladas e pronação de antebraço, 62%, hiperextensão de joelhos, 18%, rotação medial de joelhos e 100% de pés pronados. Esses achados foram correlacionados à própria biomecânica dos golpes e à adaptação orgânica da postura corporal no treinamento[25].

A incidência de lesões nesse mesmo estudo demonstrou que 68% dos indivíduos relataram lesões prévias, sendo as regiões do tornozelo e pé mais acometidas (31%), seguidas em ordem decrescente, da face, ombros, punhos e joelhos. Esse trabalho hipotetiza ainda que a ocorrência dessas lesões possa ter correlação com o tempo elevado de prática da modalidade (10 anos) e com a repetição excessiva dos movimentos durante o treinamento, porém não associa a gênese dessas lesões com nenhuma alteração postural evidenciada[25].

Uma pesquisa realizou uma avaliação postural computadorizada em nove atletas da Seleção Santista de Capoeira Desportiva, de ambos os gêneros, com média de idade de 30,1 anos, tempo de prática competitiva de dois anos, sendo identificadas, predominantemente, as seguintes alterações posturais: extensão, protrusão e inclinação da cabeça à esquerda, inclinação do ombro à esquerda, anteversão e inclinação pélvica à direita, geno valgo, hiperextensão de joelhos e aumento do ângulo tibiotársico[26].

MECANISMOS DE LESÃO

O constante apoio e a repetitiva sustentação do peso corporal executado pelos membros superiores, servindo como base para a realização de uma série de movimentos, por exemplo, na negativa (Fig. 12.1), no aú (Fig. 12.2) e na meia-lua de compasso ou rabo de arraia (Fig. 12.3) podem ser considerados os principais mecanismos das lesões de sobrecarga nas articulações do ombro e punho[21]. Na negativa, estima-se ainda que o contato da mão no solo gere uma força de reação no eixo vertical em torno de quase duas vezes a massa corporal do capoeirista, sendo esta transferida diretamente para o punho do praticante[20]. Se essa esquiva é executada de forma incorreta, pode gerar lesões de origem traumática nesse local.

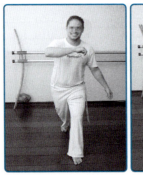
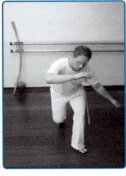
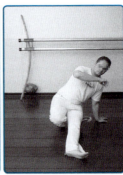

Fig. 12.1. Negativa. (Retirada de: www.danilofotografia.com.br)

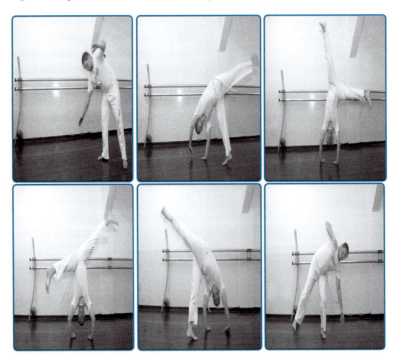

Fig. 12.2. Aú. (Retirada de: www.danilofotografia.com.br)

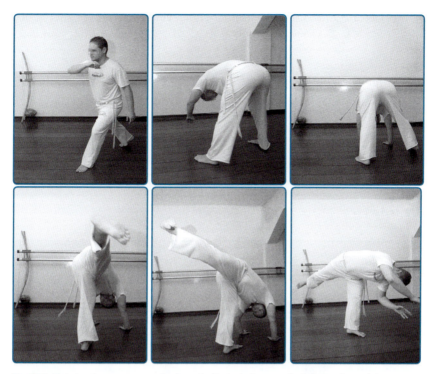

Fig. 12.3. Meia-lua de compasso ou rabo de arraia. (Retirada de: www.danilofotografia.com.br)

Já nas afecções da coluna lombar, a própria postura corporal em hiperextensão lombar adotada durante a execução da ginga (Fig. 12.4) e também durante os golpes frontais como na benção ou chapa de frente (Fig. 12.5), além da excessiva flexão e rotação lombar realizadas em golpes giratórios, como na meia-lua de compasso ou rabo de arraia (Fig. 12.3), seriam os principais mecanismos de lesão dessa região.

Nos membros inferiores, as lesões de sobrecarga do quadril podem ocorrer em virtude da realização de golpes giratórios como o martelo (Fig. 12.6), em que há rotação externa e abdução do quadril do membro inferior que serve de base para sustentação da massa corporal do praticante, ou ainda pela excessiva abdução de quadril do membro inferior de chute.

Já no joelho, as lesões podem ser geradas durante a execução de golpes giratórios como na queixada (Fig. 12.7) e armada (Fig. 12.8). Para a realização desses gestos, faz-se necessário a rotação do tronco e da pelve no eixo vertical, sustentando-se a massa corporal do capoeirista somente em um dos membros inferiores, mantendo-se o quadril e o joelho em flexão. Nesse contexto, ocorre a rotação interna do fêmur sobre a tíbia na articulação tibiofemoral e, em casos de erro técnico de execução desses movimentos, o risco de acometimentos traumáticos no local aumenta. Em algumas esquivas, como na negativa (Fig. 12.1) e na cocorinha (Fig. 12.9), pode ocorrer o valgo dinâmico de joelho durante a fase descendente dos movimentos, gerando importante sobrecarga mecânica na articulação patelofemoral.

Faz-se necessário, entretanto, o desenvolvimento de mais estudos e pesquisas nas áreas de biomecânica, cinesiologia, fisiologia do exercício, treinamento e reabilitação esportiva envolvendo a capoeira e seus praticantes, para obtermos no futuro respostas e conclusões mais precisas, com respaldo científico, para diversas dúvidas e questionamentos que ainda persistem sobre essa arte tão rica e inexplorada.

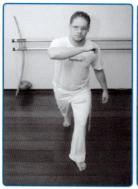 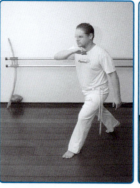 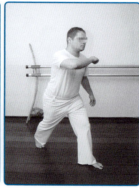

Fig. 12.4. Ginga. (Retirada de: www.danilofotografia.com.br)

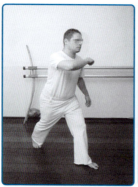 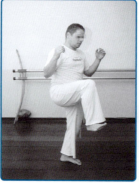 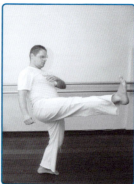

Fig. 12.5. Benção ou chapa de frente. (Retirada de: www.danilofotografia.com.br)

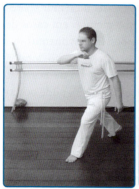 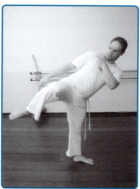 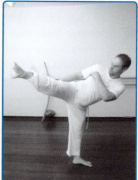

Fig. 12.6. Martelo. (Retirada de: www.danilofotografia.com.br)

CAPÍTULO 12 • Capoeira

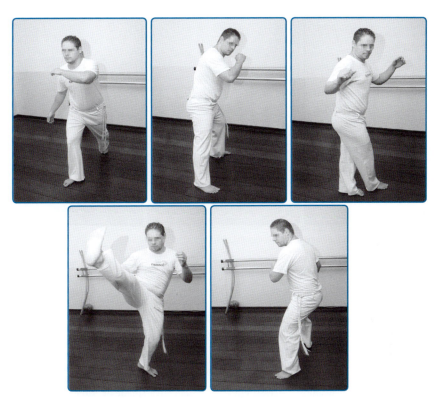

Fig. 12.7. Queixada. (Retirada de: www.danilofotografia.com.br)

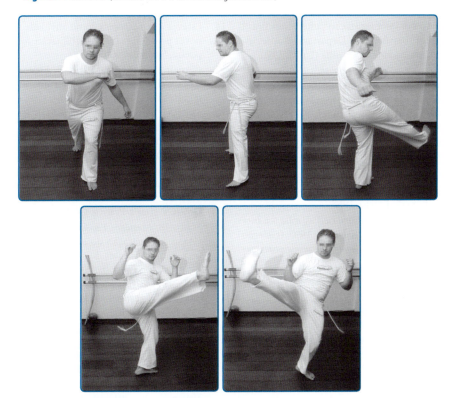

Fig. 12.8. Armada. (Retirada de: www.danilofotografia.com.br)

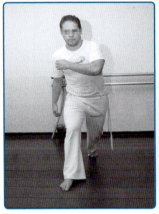 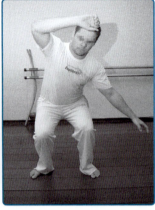 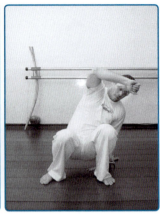

Fig. 12.9. Cocorinha. (Retirada de: www.danilofotografia.com.br)

REFERÊNCIAS

1. Vieira SLS. Da capoeira: como patrimônio cultural [tese]. São Paulo, SP: Pontifícia Universidade Católica de São Paulo (PUC-SP); 2004.
2. Federação Internacional de Capoeira. Código Desportivo Internacional de Capoeira, 2006. Disponível em: www.capoeira-fica.org>. Acesso em: 26/7/2012.
3. Vieira LR. Da vadiação a capoeira regional: uma interpretação da modernização cultural no Brasil [dissertação]. Brasília, DF: Departamento de Sociologia, Universidade de Brasília (UnB); 1990.
4. Falcão JLC. A escolarização da vadiação: a capoeira na Fundação Educacional do Distrito Federal [dissertação]. Rio de Janeiro: Escola de Educação Física e Desportos da Universidade Federal do Rio de Janeiro (EEFD/UFRJ); 1994.
5. Federação Internacional de Capoeira Angola, 2010. Disponível em: <www.ficabahia.com.br>. Acesso em: 26/7/2012.
6. Pastinha VF. Capoeira Angola. 2ª ed. Salvador: Nossa Senhora do Loreto; 1968.
7. Decânio Filho AA. A herança de Pastinha – a metafísica da capoeira. 2ª ed. Salvador; 1997. (Coleção São Salomão, v. 3). Disponível em: <www.portalcapoeira.com>. Acesso em: 26/7/2012.
8. Mestre Bimba. Curso de capoeira regional. Salvador: JS Discos, 2002. CD e Livreto.
9. Decânio Filho AA. A herança de Mestre Bimba – filosofia e lógicas africanas na capoeira. 2ª ed. Salvador; 1997. (Coleção São Salomão, v. 1)
10. Dos Santos EM. A verdadeira história da criação da luta regional bahiana do Mestre Bimba. Disponível em: <www.portalcapoeira.com>. Acesso em: 26/7/2012.
11. Decânio Filho AA. A evolução histórica da capoeira. Disponível em: <www.portalcapoeira.com>. Acesso em: 26/7/2012.
12. Dos Anjos ED. Glossário terminológico ilustrado dos movimentos e golpes da capoeira: um estudo término-linguístico [dissertação]. São Paulo, SP: Faculdade de Filosofia, Letras e Ciências Humanas da Universidade de São Paulo (USP); 2003.
13. Ribeiro AL. Capoeiraterapia. 3ª ed. Brasília: Secretaria dos Desportos; 1992.
14. Esteves AA. Capoeira como atividade terapêutica: novas possibilidades de reabilitação. Jornal do Capoeira, Salvador. 2005;55.
15. Carneiro NH, Gonçalves Jr JR. Efeitos da prática da capoeira adaptada para a terceira idade. Colloquium Vitae. 2009;1(1):17-24.
16. Mota AP, Pereira JS, Waissman FQB. Repercussões da capoeira sobre o equilíbrio e coordenação motora de crianças com paralisia cerebral espástica. Fisioterapia Brasil. 2009;10(5):349-53.
17. Reis Filho AD, Schuller JAP. A capoeira como instrumento pedagógico no aprimoramento da coordenação motora em pessoas com síndrome de Down. Pensar a Prática, Goiânia. 2010;13(2):121.
18. Matos JB, Menezes FS. Capoeira para deficientes visuais: comparação do equilíbrio entre praticantes e não praticantes de capoeira. Rev Bras Ciênc. Esporte, Florianópolis. 2012;34(1):81-93.
19. Maia RB, Martins MCC, Rocha CHL, et al. Efeito da prática de capoeira sobre os parâmetros cardiovasculares. Rev Bras Cardiol. 2010;23(1):68-73.
20. Brennecke A, Amadio AC, Serrão JC. Parâmetros dinâmicos de movimentos selecionados da capoeira. Rev Port Cien Desp. 2005;2(V):153-9.
21. Belasco Jr D, Nogueira JN. Epidemiologia das lesões na capoeira na cidade de São Paulo. Revista Neurociências. 2011;19:741-7.

22. Moraes ERP, Silva MAG, Santos JP. A prevalência de lombalgia em capoeiristas do Rio de Janeiro. Fisioter Bras. 2003;4(5):311-9.
23. Araújo FR. Estudo epidemiológico das lesões na capoeira desportiva. In: III Jornada de Fisioterapia Musculoesquelética da Unifesp, Santos, SP; 2010.
24. Araújo FR. Prevalência de lesões e caracterização das capacidades físicas e funcionais na capoeira desportiva. In: V Congresso Brasileiro e III Congresso Internacional da SONAFE/V Jornada Brasil-Argentina de Fisioterapia Esportiva, Maceió, AL; 2011.
25. Signoreti MM, Parolina EC. Análise postural em capoeiristas da cidade de São Paulo: aspectos fisiológicos e biomecânicos. Revista da Faculdade de Ciências da Saúde. Porto: Edições Universidade Fernando Pessoa. 2009;6:462-70.
26. Rossia A, Araújo FR, Soliaman RR, *et al*. Caracterização postural de atletas capoeiristas. Fisioterapia Brasil. 2011;10(6).

Capítulo 13

Terapia por Ondas de Choque e com Plasma Rico em Plaquetas

Paulo Kertzman

Inicialmente, vamos analisar o mecanismo de desenvolvimento da lesão nos tendões causado pela prática esportiva e, em seguida, serão discutidos os aspectos mais importantes da terapia por ondas de choque e daquela com plasma rico em plaquetas (PRP).

Tendões são tecidos formados por peritendão, que é uma estrutura bem inervada e irrigada, e pelo corpo do tendão, composto de fibroblastos, colágeno e elastina, com baixa circulação sanguínea local. A prática esportiva produz movimentos repetidos, impacto, alongamento e contração muscular, que tracionam os tendões, podendo levar a microlesões. No processo de reparação dessas lesões, é frequente ocorrer, em vez de regeneração, a formação de fibrose[1-3].

Como consequência, o peritendão torna-se espessado, há fibrose tecidual e, consequentemente, dificuldade para a circulação sanguínea local, determinando um quadro de tendinopatia ou tendinose, deixando de ser somente um processo inflamatório para se transformar em um processo degenerativo de difícil tratamento. Tais eventos ocasionam, clinicamente, dor e incapacidade para a prática de atividades físicas de difícil solução[1,2].

Os tratamentos habituais são: repouso, analgésicos e anti-inflamatórios, crioterapia, fisioterapia analgésica e reabilitação seguida de correções de eventuais desequilíbrios musculares e erros de treinamento como o tipo de piso, calçados, ritmo de treinos e técnica de execução dos movimentos. Embora tais tratamentos apresentem alto índice de sucesso[1,2], muitos casos se tornam refratários e eventualmente necessitam de tratamento cirúrgico.

As terapias por ondas de choque e com PRP podem ser uma alternativa no tratamento das tendinopatias crônicas refratárias aos tratamentos habituais e estão indicadas antes do tratamento cirúrgico, quando há falha dos tratamentos por pelo menos três meses[1,3].

Apresentaremos inicialmente o mecanismo de ação e as indicações, descreveremos como é realizado o tratamento e analisaremos a literatura referente aos resultados obtidos com a terapia por ondas de choque e, em seguida, com a terapia com PRP para o tratamento das lesões no esporte[4-6].

TERAPIA POR ONDAS DE CHOQUE

As ondas de choque, do ponto de vista da física, são impulsos acústicos de características definidas por alta intensidade de energia seguida por rápido decréscimo, chegando a pressões negativas. Esse gradiente de pressão muito rápido (medido em nanossegundos) e de alta frequência causa nos tecidos um fenômeno denominado cavitação, gerando microbolhas. O impacto mecânico e a eclosão dessas microbolhas promovem uma série de alterações conforme a intensidade da força dessas ondas ao atingir o tecido a ser tratado[1,3,6-8].

113

Os primeiros estudos sobre os efeitos das ondas de choque em seres humanos foram iniciados na Segunda Guerra Mundial, quando foram encontrados soldados mortos em batalhas marítimas sem lesões externas, porém com lesões viscerais e pulmonares graves provocadas pelo intenso impacto das ondas de choque produzidas pelas explosões de bombas submarinas[3].

A partir de 1980, foi iniciado o uso médico das ondas de choque na litotripsia renal, com o intuito de dissolver cálculos renais submetendo-os a esse tipo de energia, aplicada de forma extracorpórea. As ondas de choque formadas a partir de geradores especiais, com níveis de intensidade de energia e profundidade controlados, atravessam a pele e demais tecidos sem causar lesão e promovem a quebra do cálculo renal, que é eliminado pela urina.

Estudos experimentais aplicando as ondas em tecido ósseo demonstraram reação periosteal e neovascularização[3].

A ideia de se utilizar um tipo energia que cause estímulo mecânico, aplicada de forma extracorpórea, sem necessidade de cirurgia aberta, e que provoque estímulo induzindo à cura de falhas de consolidação ou de lesões tendinosas com processo inflamatório/degenerativo (associado ou não a calcificações), levou aos primeiros experimentos com essa nova tecnologia na área musculoesquelética.

Em 1991, Valchanou[4] escreveu o primeiro trabalho sobre os resultados do tratamento de pseudoartroses com ondas de choque. E, em 1992, Dahmen[5] relatou bons resultados em casos de tendinopatias calcárias do ombro. Nessa época, acredita-se que havia apenas um efeito mecânico das ondas de choque nos tecidos.

Entre 2002 e 2003, Wang[6,7] e Wang et al.[8] publicaram trabalhos nos quais demonstraram que a ação das ondas de choque não são puramente mecânicas. O estímulo mecânico causa uma série de reações fisiológicas nos tecidos com processo inflamatório/degenerativo, tais como: liberação de óxido nítrico, alteração da permeabilidade das membranas celulares, aumento local de prostaglandinas (fatores de regeneração), neoangiogênese e analgesia por estimulação local[6-8]. Esse fenômeno é chamado de mecanotransdução.

Essas reações teciduais explicam o efeito dessa nova modalidade de tratamento nas tendinopatias, em que não se procura um efeito mecânico como na litotripsia. O objetivo é induzir o aumento do aporte sanguíneo aos tecidos fibróticos/inflamados, favorecendo a cura das tendinopatias[6-10].

Para produzir as ondas de choque, são utilizadas máquinas especialmente desenvolvidas para esses tratamentos, com geradores que podem ser magnéticos, hidráulicos, piezoelétricos ou pneumáticos. As ondas de choque são formadas no gerador chamado de foco F1 e atuam no tecido a ser tratado a uma distância que pode variar de 0,5 a 3,5 cm de profundidade, chamado de foco F2.

A força com que as ondas de choque são geradas e atingem o ponto a ser tratado é medida em milijoules por milímetro quadrado e pode ser de 0,03 a 0,50 mJ/mm²[2,3].

Alguns estudos tentam demonstrar que, conforme a intensidade da penetração das ondas de choque no tecido, tipos de ação específicos são desencadeados: de 0,03 a 0,15 mJ/mm², são denominadas ondas de baixa energia e causam analgesia e relaxamento muscular; de 0,15 a 0,30 mJ/mm², são denominadas ondas de média energia, promovem neoangiogênese e induzem à regeneração tecidual; de 0,30 a 0,50 mJ/mm², são denominadas ondas de alta energia e promovem ação osteogênica nas pseudoartroses[1,3,6,7].

Apesar de o mecanismo de ação das ondas de choque nas tendinopatias ainda permanecer incerto, na prática clínica observa-se, com frequência, melhora da sensação de dor logo após a aplicação, provavelmente pelo esgotamento das terminações nervosas locais[6-8].

Embora possa haver piora da sensação de dor após os primeiros dias da aplicação inicial, a maioria dos pacientes relata progressiva melhora da dor e da mobilidade articular cerca de sete dias após o tratamento. Essa melhora pode ser explicada por: relaxamento do espasmo da musculatura (inativação de pontos de gatilho), incremento da microcirculação local com congestão vascular e neoangiogênese, liberação de óxido nítrico no local e aumento na concentração de prostaglandinas, como demonstraram Wang[6,7] e Wang et al.[8].

A maioria dos trabalhos científicos tem relatado bons resultados clínicos, com o gradual retorno dos pacientes às atividades físicas, no prazo de 12 semanas[1,6-8,10].

A terapia por ondas de choque deve ser indicada para pacientes avaliados do ponto de vista clínico e com apoio diagnóstico de exame de imagem: radiografia, ultrassom e/ou ressonância magnética[3,10,11].

Os critérios clínicos para o tratamento com ondas de choque incluem: dor e limitação funcional para prática de atividade física há pelo menos três meses e após insucesso no tratamento por métodos habituais como fisioterapia, medicação, infiltração, imobilização, crioterapia, alongamentos e técnicas de reabilitação[3].

A terapia por ondas de choque é realizada em ambulatório, e não há necessidade de anestesia na grande maioria dos pacientes. Dependendo do equipamento utilizado, pode ser realizada uma única aplicação com alta energia ou três aplicações com intervalo semanal, quando se utiliza média energia. São aplicadas 2.000 ondas em cada sessão. O tempo de aplicação é de cerca de 20 minutos.

Os cuidados que o paciente deve ter após a aplicação de ondas de choque são: repouso, aplicação de gelo no local e alongamentos suaves. O local afetado não é imobilizado e são estimuladas práticas de exercícios que não necessitem utilizar o local tratado.

Quando ocorre melhora da dor e da amplitude articular, em geral após quatro semanas, o paciente é estimulado a retornar gradualmente às suas atividades, até completar três meses de tratamento.

Em alguns casos de tendinopatias com calcificações, pode ser observada a progressiva absorção dos depósitos calcificados, especialmente no ombro.

Os diagnósticos de lesões que têm indicação para terapia por ondas de choque podem ser agrupados por região anatômica da seguinte forma:
- Pé e tornozelo: fascite plantar, tendinopatia do tendão de Aquiles, sesamoidite, canelite;
- Joelho: tendinopatia patelar; tensor da fáscia lata;
- Quadril: bursite trocanteriana, pubalga;
- Cotovelo: epicondilite lateral e medial;
- Ombro: tendinopatia calcária do ombro e lesões pequenas do manguito rotador.

As contraindicações do uso da terapia por ondas de choque incluem lesões em regiões próximas ao sistema nervoso central e pulmões, presença de grandes vasos e nervos no trajeto das ondas, mulheres gestantes, crianças com placa de crescimento aberta e presença de tumores no local[3].

Complicações consideradas menores como dor de moderada intensidade, suportável para a maioria dos pacientes, são relatadas no momento do tratamento. Podem ocorrer pequenos hematomas no local, sem necessidade de tratamento[12,15,17].

Complicações graves como rompimento de tendão, agravamento persistente da dor ou qualquer prejuízo para um eventual tratamento cirúrgico na falha do tratamento com ondas de choque não são relatados[12].

Seil, em 2006, faz uma revisão de trabalhos sobre a eficácia da terapia por ondas de choque nas tendinopatias e suas ações fisiológicas, no qual conclui que há moderada evidência de bons resultados[11].

Os tratamentos habituais das tendinopatias crônicas são tema de inúmeros trabalhos que discutem tanto a origem das tendinopatias como a eficácia terapêutica, conforme Kaeading, em trabalho de revisão na Academia Americana de Medicina Esportiva, e Maffulli e Longo, que discorrem detalhadamente sobre as variadas modalidades de tratamento, sem, no entanto, concluir quais são as modalidades com maiores evidências científicas de efetividade terapêutica[13,14].

A terapia por ondas de choque tem demonstrado, em estudos de ciência básica, efeitos em tendinopatias como neoangiogênese e aumento local de fatores de regeneração tecidual.

Nas tendinopatias relacionadas à atividade esportiva, a revisão da literatura sobre a eficácia da terapia por ondas de choque ainda não é conclusiva, mas mostra clara tendência a bons resultados em casos crônicos de difícil solução[16].

Para os pacientes com queixa de dor e limitação funcional relacionadas a tendinopatias sem melhora com tratamentos habituais, a terapia por ondas de choque é um método seguro e eficaz e deve ser tentado como nova opção de tratamento.

PLASMA RICO EM PLAQUETAS

A utilização da terapia com PRP no tratamento das lesões esportivas é relativamente recente, porém na odontologia, especialmente na área de implantes e lesões ósseas, sua aplicação é conhecida há mais de 20 anos[17].

As plaquetas têm papel importante no processo de coagulação sanguínea e liberam os chamados fatores de regeneração, que são proteínas que agem de diversas maneiras: atraindo células que participam do processo de cicatrização como fibroblastos e osteoblastos, estimulando a vascularização local ou reduzindo o processo inflamatório[17,18].

Atualmente, são utilizadas em lesões ósseas, musculares e tendíneas. É muito semelhante ao que descrevemos sobre as ondas de choque, com a diferença que as ondas, teoricamente, estimulam a liberação dos fatores de regeneração por estímulo mecânico e o PRP é uma injeção direta dos fatores no local a ser tratado[18].

O preparo do PRP é bastante controverso e vem sendo objetivo de artigos científicos comparando diversos métodos e centrífugas. O que se sabe é que a centrifugação do sangue do próprio paciente provoca a separação em glóbulos vermelhos na camada inferior, plasma rico em plaquetas na camada intermediária e plasma pobre em plaquetas na camada superior e que a concentração das plaquetas deve ser pelo menos quatro vezes maior que no sangue normal[19].

Os fatores de regeneração mais conhecidos são: fator de crescimento derivado de plaquetas (PDGF) (ação osteogênica), fator de transformação do crescimento beta (TGF-β – ação vascular), fator de crescimento de fibroblastos básico (FGF), fator de crescimento semelhante à insulina (IGF), proteína morfogenética óssea (BMP) (ação cicatricial). Diversos outros fatores são estudados, e a dificuldade em isolar esses fatores é uma das críticas que se faz ao uso do PRP em lesões distintas[19].

A utilização nas lesões esportivas pode ser estudada em lesões musculares e nos tendões, agudas ou crônicas.

Apesar de a literatura internacional ainda carecer de trabalhos de melhor nível de evidência, a prática clínica tem demonstrado resultados em geral bons para os casos de lesões musculares agudas pequenas a moderadas, tratadas entre a segunda e a terceira semana da lesão com aplicação do PRP diretamente no local da lesão guiado por ultrassonografia. O tempo de lesão, o volume a ser aplicado e o tipo de fator de regeneração envolvido na cicatrização ainda são alvo de controvérsia, porém, aparentemente, a cicatrização da lesão e especialmente a dor referida pelo paciente são abreviadas[19,20].

Nas lesões tendíneas agudas, especialmente do tendão calcâneo, há relatos clínicos de aceleração na cicatrização, porém nas lesões crônicas não têm sido evidenciados efeitos superiores ao do placebo[20].

Por se tratar de técnica de aplicação simples e segura, e pelo fato de os altos custos de obtenção estarem caindo, o PRP é uma opção que pode auxiliar no tratamento de lesões musculares e de tendões, sempre para casos selecionados e a critério médico, evitando-se a utilização exagerada sem critério.

Tanto a terapia por ondas de choque como aquela com PRP são novas opções para o tratamento de lesões comuns na prática esportiva, são seguras, reprodutíveis e podem ser associadas ao tratamento de reabilitação habitual, especialmente os exercícios excêntricos e de fortalecimento muscular.

REFERÊNCIAS

1. Rees JD, Maffulli N, Cook J. Management of tendinopathy. Am J Sports Med. 2009;37:1855-67.
2. Sharma P, Maffulli N. Tendon injury and tendinopathy: healing and repair. J Bone Joint Surg Am. 2005;87:187-202.
3. Gerdsmeyer L, Weil LS. Extracorporeal shockwave therapy: technologies, basics, clinical results. Towson: Data Trace Publishing Company; 2007.
4. Valchanou VD. High energy shockwaves in the treatment of delayed and nonunion of fractures. Int Orthop. 1991;15:181-4.
5. Dahmen GP. ESWT im knochennahen Weichteilbereich an der Schulter. Extr Orthopaedica. 1992;11:25-7.
6. Wang CJ. Shockwave therapy enhanced neovascularization at the tendon-bone junction: an experiment in dogs. J Foot Ankle Surg. 2002;41:16-22.
7. Wang CJ. Superoxide mediates shockwave induction of RRK-dependent osteogenic transcription factor (CBFA 1) and mesenchymal cells differentiation toward osteoprogenitors. J Biol Chem. 2002;277:10931-7.
8. Wang CJ, Wang FS, Yang KD, et al. Shock wave therapy induces neovascularization at the tendon-bone junction: a study in rabbits. J Orthop Res. 2003;21:984-9.
9. Marx RC, Mizel MS. What's new in foot and ankle surgery. J Bone Joint Surg Am. 2009;91:1023-31.
10. Sems A, Dimeff R, PIannotti J. Extracorporeal shock wave therapy in the treatment of chronic tendinopathies. J Am Acad Orthop Surg. 2006;14:195-204.

11. Seil R. Extracorporeal shock wave therapy for tendinopathies. Rev Med Devices. 2006;3(4):463-70.
12. Haake M, Boddeker IR, Decker T, et al. Side-effects of extracorporeal shock wave therapy in the treatment of tennis elbow. Arch Orthop Trauma Surg. 2002;122(4):222-8.
13. Kaeding TM. Treatment best tendinosis: pathophysiology and nonoperative sports health: a multidisciplinary approach. JBJS. 2009;1(4):284-92.
14. Maffulli N, Longo UG. Conservative management for tendinopathy: is there enough scientific evidence? Rheumatology (Oxford). 2009;47(4):390-1.
15. Wang CJ, Wang FS, Yang KD, et al. Long-term results of extracorporeal shockwave treatment for plantar fasciitis. Am J Sports Med. 2006;34(4):592-6.
16. Taylor DW, Petrera M, Hendry M, et al. A systematic review of the use of platelet-rich plasma in sports medicine as a new treatment for tendon and ligament injuries. Clin J Sport Med. 2011;21(4):344-52.
17. Paoloni J, De Vos RJ, Hamilton B, et al. Platelet-rich plasma treatment for ligament and tendon injuries. Clin J Sport Med. 2011;21(1):37-45.
18. Kampa RJ, Connell DA Treatment of tendinopathy: is there a role for autologus whole blood and platelet rich plasma injection? Int J Vlin Pract. 2010;64(13):1813-23.
19. de Jonge S, de Vos RJ, Weir A, et al. One-year follow-up of platelet-rich plasma treatment in chronic Achilles tendinopathy: a double-blind randomized placebo-controlled trial. Am J Sports Med. 2011;39(8):1623-9. Epub 2011 May 21.
20. Bava ED, Barber FA. Platelet-rich plasma products in sports medicine. Phys Sportsmed. 2011;39(3):94-9.

Capítulo 14

Células-Tronco e Exercício

Camila Quaglio Bertini
Vera Lúcia dos Santos Alves

INTRODUÇÃO

O estudo das células-tronco atualmente se encontra em grande evidência, com crescente interesse no potencial terapêutico e curativo dessas células, sendo considerado uma das grandes apostas da medicina nos últimos anos.

As células-tronco são células indiferenciadas capazes de multiplicar-se e manter-se indiferenciadas por longos períodos. Diante de estímulos específicos, podem diferenciar-se em células maduras e funcionais dos tecidos. Essas células têm como propriedade fundamental a divisão assimétrica, ou seja, ao mesmo tempo que originam células precursoras com capacidade de diferenciação restrita a um determinado tecido, produzem células indiferenciadas que repõem a população de células-tronco[1].

Uma célula, para ser considerada como "célula-tronco", deve obedecer aos três critérios a seguir:
1. Deve ter capacidade de autorrenovação.
2. Uma única célula deve ter capacidade de diferenciar-se em diferentes tipos de tecidos.
3. Deve ser capaz de reconstituir um determinado tecido *in vivo*.

As células-tronco são extremamente raras nos tecidos em que ocorrem. Sua frequência varia de 0,01% a 0,0001%[2].

A identificação dessas células é possível usando-se marcadores de superfície, que podem refletir as características biológicas e funcionais das células e, assim, permitir a individualização de determinado tipo celular. Essa identificação é dada pela presença ou ausência de certos marcadores na membrana celular. Os diferentes tipos de células-tronco possuem um conjunto de moléculas de superfície que são características, o que permite a sua identificação.

É necessário, antes de tudo, diferenciar os tipos de células-tronco existentes, pois o termo "célula-tronco" é bem amplo e pode designar uma variedade enorme de células.

CÉLULA-TRONCO EMBRIONÁRIA

Originam-se das células da massa interna do blastocisto e podem formar qualquer tecido do corpo, excluindo a placenta. Por esse motivo, são denominadas células pluripotentes (tipo de células-tronco capaz de originar todos os tecidos de um indivíduo adulto, excluindo as membranas embrionárias), ao contrário das células da mórula, que são totipotentes, ou seja, capazes de originar todos os tecidos fetais.

CÉLULA-TRONCO SOMÁTICA (ADULTA)

Cada órgão ou tecido apresenta seu conjunto de células-tronco. Numerosos tecidos humanos possuem células-tronco tecido-específicas, constituindo uma reserva para repor células maduras desgastadas ou reparar lesões. Podemos citar como fontes de células-tronco o cordão umbilical, a medula óssea, a placenta, o sangue periférico, entre outras.

TIPOS DE CÉLULAS-TRONCO

Entre os tipos de células-tronco somáticas de que se têm conhecimento, podemos citar as células conhecidas como células endoteliais circulantes (*circulating endothelial cell* – CEC), as células progenitoras endoteliais (*endothelial progenitor cell* – EPC) e as células-tronco hematopoéticas (*hematopoietic stem cell* – HSC).

A diferenciação desses três tipos de células-tronco depende de vários marcadores fenotípicos expressos nessas células.

EPC e CEC são extremamente raras no sangue periférico normal, representando algo entre 0,01% e 0,0001% das células mononucleares periféricas[3].

HSC – Célula-tronco hematopoética

HSC são definidas por sua habilidade de regenerar todas as linhagens hematopoéticas *in vivo*[4].

São células mais primitivas, que não expressam vários marcadores comprometidos com linhagens mais maduras de células.

CEC – Célula endotelial circulante

São células endoteliais circulantes mais maduras, e a maioria dos estudos indica a existência de 1 a 100 CEC por ml de sangue periférico normal[3].

As CEC podem ser hoje consideradas como marcadores de injúria tissular, e número alterado delas já foi descrito em diferentes situações clínicas como síndrome coronariana aguda, anemia aguda e lúpus eritematoso sistêmico[5].

EPC – Célula progenitora endotelial

Estudos feitos nos últimos anos indicam que o sangue periférico tem um subtipo de células progenitoras endoteliais circulantes derivadas da medula óssea com propriedades similares às dos angioblastos embrionários, que têm o potencial de se proliferar e se diferenciar em células endoteliais maduras. Estudos em animais e humanos mostram a capacidade das EPC em melhorar a função de órgãos isquêmicos por meio da vasculogênese e da angiogênese em áreas com reduzido suprimento de oxigênio ou pela reendotelização de vasos sanguíneos lesados[6].

Portanto, a mobilização de EPC endógenas pode ser um caminho alternativo para aumentar a neovascularização pós-natal[7].

Asahara[8] *et al.*, em 1997, foram os primeiros a descrever o potencial das células endoteliais para a angiogênese.

A liberação das EPC da medula óssea para o sangue circulante é regulada por uma grande variedade de fatores, como fatores de crescimento, enzimas, ligantes, entre outros.

Pouco se sabe sobre o número e a variação no número das EPC na circulação em indivíduos saudáveis. Parece existir influência de condições patológicas no número de EPC. Por exemplo, alguns trabalhos na literatura mostram correlação negativa entre o número de EPC e os fatores de risco para DAC[9,10].

O tratamento com estatina pode aumentar o número de EPC *in vivo*, com mobilização dessas células da medula óssea[11], e o exercício físico também pode aumentar o número dessas células[12].

TERAPIA CELULAR

A regeneração miocárdica pela terapia celular já atingiu aplicação clínica em humanos, mas existe ainda pouca compreensão sobre os mecanismos fisiológicos envolvidos na cinética das células-tronco quanto à sua mobilização/circulação e alojamento nos tecidos que necessitam de reparo[13].

A maior questão não resolvida é se células da medula óssea reduzem a área do infarto e aumentam a fração de ejeção, e mecanicamente se as células transplantadas são capazes de se incorporar e se diferenciar em cardiomiócitos.

Em 2011, Buja e Vela[14] realizaram uma revisão com as publicações acerca do uso dessas células na regeneração miocárdica e continuam com o pensamento de que ainda há muito para se descobrir sobre seu potencial terapêutico, sendo esse um caminho promissor na área da medicina cardiovascular.

MOBILIZAÇÃO DAS CÉLULAS-TRONCO

Estudos sugerem que algumas substâncias são capazes de promover a mobilização dessas células, como o estrógeno[15] e a estatina em estudos com ratos[16] e pacientes com doença arterial coronariana estável[11].

Existem fatores que mobilizam as células-tronco da medula óssea para a circulação e parece haver a necessidade de estímulo isquêmico para essa mobilização. Tal mobilização seria uma tentativa do organismo em reparar as lesões naquele local[17].

EXERCÍCIO FÍSICO

Trabalhos mostraram que um simples teste em esteira sintoma-limitado ou exercício em bicicleta pode agudamente aumentar o número de EPC no sangue periférico.

Possível mecanismo para esse fato é: exercício induzindo mudanças no *stress* da parede vascular, resultando na mobilização dessas células. Todos os estudos publicados demonstram que um programa de treinamento em indivíduos doentes ou saudáveis tem a capacidade de induzir vários estímulos que aumentam a liberação de EPC da medula óssea[18].

Em 2004, Rehman *et al.*[12] descreveram que o exercício físico é capaz de aumentar agudamente as células progenitoras endoteliais em indivíduos saudáveis. Essa observação aponta que o exercício físico pode constituir um estímulo fisiológico mobilizador de células-tronco e facilitador do processo de regeneração dos tecidos lesados.

Tabela 14.1. Sumário de estudos que avaliaram o efeito do exercício físico nas *células-tronco*

Autor	Perfil dos pacientes	Tipo de exercício/treinamento	Efeito nas células-tronco
Laufs *et al.*, 2004[19]	19 portadores de DAC	Treinamento por 28 dias em bicicleta ergométrica	Aumento no número de EPC após treinamento
Sarto *et al.*, 2007[20]	22 portadores de IC classe II e III, FEVE < 40%, VO_2 < 25 ml/kg.min	Treinamento em bicicleta três vezes por semana, por 8 semanas. Destreino depois de 8 semanas	Aumento no número de EPC, VO_2, LA e fração de ejeção e melhora da classe funcional. Redução significativa das EPC depois de descontinuado treinamento
Morici *et al.*, 2005[21]	20 corredores competitivos jovens	Exercício supramáximo ("*all-out*") – 65 a 95 km/semana	Liberação de células hematopoéticas progenitoras angiogênicas
Ikeda *et al.*, 2008[22]	23 homens com IAM KI e *stent* até 12 horas pós-IAM	Caminhada, 30-60 min, 4 vezes por semana. Três grupos de acordo com o tempo de exercício: • grupo 1 (n = 10) < 120 min/semana • grupo 2 (n = 6) entre 120 e 239 min/semana • grupo 3 (n = 7) > 240 min/semana	Número de EPC maior no grupo que treinava mais que 4 horas por semana do que nos que treinavam menos de 2h/semana. Correlação positiva com capacidade de exercício
Bonsignore *et al.*, 2010[23]	10 corredores amadores saudáveis	Maratona (n = 9). Teste de campo de 1,5 km (n = 8)	Alto número de células progenitoras e baixo número de células hematopoéticas. Alto número tanto de células progenitoras hematopoéticas quanto endoteliais
Möbius-Winkler *et al.*, 2009[24]	18 esportistas saudáveis	240 min de ciclismo, carga de treino 70% do LA	Aumento de células hematopoéticas e endoteliais dependente do tempo de exercício
Van Craenenbroeck *et al.*, 2010[25]	41 portadores de IC isquêmica ou dilatada; FEVE < 40% 22 controles saudáveis	Teste de esforço sintoma-limitado em bicicleta, protocolo de rampa	Exercício agudo; melhora depende da gravidade de doença na capacidade migratória das células angiogênicas circulantes, reduzida na IC. Valores se aproximam dos de controles saudáveis

Dados de uma revisão[26] mostram que, em indivíduos adultos saudáveis, a duração e a intensidade do exercício físico, bem como o *status* de treinamento desses indivíduos, mas não o sexo, são importantes fatores que afetam a circulação das HSC no sangue periférico depois do exercício. Os estudos indicam que os exercícios de alta intensidade são os que geralmente mais mobilizam as EPC.

PERSPECTIVA

Talvez a mobilização das células-tronco seja mais um dos fatores envolvidos no efeito benéfico do exercício físico em indivíduos saudáveis e cardiopatas. Justifica-se, assim, a ação da fisioterapia utilizando exercício físico no tratamento de várias doenças, especialmente na reabilitação cardiovascular.

É conhecido que a melhora da capacidade física pelo exercício é dependente, em parte, da ação do óxido nítrico. Também já foi documentado que o óxido nítrico está envolvido na cinética das células-tronco.

Tais informações levam a pensar que a melhora observada em indivíduos pós-treinamento pode ser dependente da ação reparadora das células-tronco.

REFERÊNCIAS

1. Zago MA. Células-tronco: origens e propriedades. In: Zago MA, Covas DT. Células-tronco, a nova fronteira da medicina. São Paulo: Editora Atheneu; 2006. Cap. 1, p. 3-20.
2. Covas DT. Identificação das células-tronco. In: Zago MA, Covas DT. Células-tronco, a nova fronteira da medicina. São Paulo: Editora Atheneu; 2006. Cap. 6, p. 87-92.
3. Khan SS, Solomon MA, Mccoy Jr JF. Detection of circulating endothelial cells and endothelial progenitor cells by flow cytometry. Cytometry, Part B (Clinical Cytometry) vol. 64B, p. 1-8, 2005.
4. Wognum AW, Eaves AC, Thomas TA. Identification and isolation of hematopoietic stem cells. Arch Med Res. 2003;34:461-75.
5. Prater DN, *et al*. Working hypothesis to redefine endothelial progenitor cells. Leukemia. 2007;21:1141-9.
6. Hristov M, Erl W, Weber PC. Endothelial progenitor cells: mobilization, differentiation, and homing. Arterioscler Thromb Vasc Biol. 2003;23:1185-9.
7. Aicher A, Zeiher AM, Dimmeler S. Mobilizing endothelial progenitor cells. Hypertension. 2005;45:321-5.
8. Asahara T, *et al*. Isolation of putative progenitor endothelial cells for angiogenesis. Science. 1997;275:964-7.
9. Hill JM, *et al*. Circulating endothelial progenitor cells, vascular function, and cardiovascular risk. N Engl J Med. 2003;348:593-600.
10. Vasa M, *et al*. Number and migratory activity of circulating endothelial progenitor cells inversely correlate with risk factors for coronary artery disease. Circ Res. 2001;89:e1-7.
11. Llevadot J, *et al*. HMG-CoA reductase inhibitor mobilizes boné marrow-derived endothelial progenitor cells. J Clin Invest. 2001;108:399-405.
12. Rehman J, *et al*. Exercise acutely increases circulating endothelial progenitor cells and monocyte-/macrophage-derived angiogenic cells. JACC. 2004;43:2314-8.
13. Marthur A, Martin JF. Stem cells and repair of the heart. Lancet. 2004;364:183-92.
14. Buja M, Vela D. Current status of the role of stem cells in myocardial biology and repair. Cardiovasc Pathol. 2011;20(5):297-301.
15. Iwakura A, *et al*. Estrogen-mediated endothelial nitric oxide synthase-dependent mobilization of bone marrow-derived endothelial progenitor cells contributes to reendothelization after artery injury. Circulation. 2003;108:3115-21.
16. Vasa M, *et al*. Increase in circulating endothelial progenitor cells by statin therapy inpatients with stable coronary artery disease. Circulation. 2001;103:2285-890.
17. Möbius-Wimkler S, *et al*. Endothelial progenitor cells: implications for cardiovascular disease. Cytometry Part A. 2009;75A:2537.
18. Möbius-Winkler S, *et al*. Time-dependent mobilization of circulating progenitor cells during strenuous exercise in healthy individuals. J Appl Physiol. 2009;107:1943-50.
19. Laufs U, *et al*. Physical training increases endothelial progenitor cells, inhibits neointima formation, and enhances angiogenesis. Circulation. 2004;109:220-6.
20. Sarto P, *et al*. Effects of exercise training on endothelial progenitor cells in patients with chronic heart failure. J Card Fail. 2007;13:701-8.
21. Morici G, *et al*. Supramaximal exercise mobilizes hematopoietic porgenitors and reticulocytes in athletes. Am J Physiol Regul Integr Comp Physiol. 2005;289:R1496-503.
22. Ikeda N, *et al*. Daile exercise and bone marrow-derived CD34+/133+ cells after myocardial infarction treated by bare metal stent implantation. Circ J. 2008;72:897-901.
23. Bonsignore MR, *et al*. Hemopoietic and angiogenetic progenitors in healthy athletes: different responses to endurance and maximal exercise. J Appl Physiol. 2010;109:60-7.

24. Möbius-Winkler S, et al. Time-dependent mobilization of circulating progenitor cells during strenuous exercise in healthy individuals. J Appl Physiol. 2009;107;1943-50.

25. Van Craenenbroeck EM, et al. Exercise acutely reverses dysfunction of circulating angiogenic cells in chronic heart failure. Eur Heart J. 2010;31:1924-34.

26. De Lisio M, Parise G. Exercise and hematopoietic stem and progenitor cells: protection, quantity, and function. Exerc Sport Sci Rev. 2013;41:116-22.

Capítulo 15

Tratamento Interdisciplinar

Claudio Gomes
Vera Lúcia dos Santos Alves

Os princípios atuais do Sistema Único de Saúde (SUS) são a universalidade, integralidade, equidade, resolubilidade e intersetorialidade, com humanização do atendimento e participação social[1], garantindo a saúde como direito do cidadão e dever do Estado. Porém, para que esse projeto seja concreto, há a necessidade de superação dos limites do modelo baseado na especialização do profissional e na ênfase na doença e no processo de cura[2].

A demanda por reflexão e diálogo em torno dessa perspectiva ocorre nas diretrizes curriculares de cada profissão, apresentando mudanças no campo da saúde como um todo. Os profissionais sentem a necessidade de refletir conjuntamente sobre as finalidades de sua prática sem subjugar a ponderação necessária para a ideação de ações ajustadas aos gestores que ponderam as metas sobre a composição das equipes e as necessidades de saúde das comunidades[2-7].

Uma das estratégias do SUS é a implementação e a ampliação da saúde voltada à família. Inserido no nível da atenção básica, o Programa Saúde da Família fundamenta-se no trabalho de equipes multiprofissionais, que, segundo o Ministério da Saúde, devem ser compostas por um médico, um enfermeiro, um auxiliar de enfermagem e seis agentes comunitários de saúde, e, quando ampliadas, inclui ainda um dentista, um auxiliar de consultório dentário e um técnico em higiene dental[8].

Para atender a essas diretrizes, a equipe de saúde precisa passar por mudanças na forma de atuação e organização do trabalho, pois, além dessa nova dinâmica, requerer-se conhecimento amplo e específico, havendo a necessidade de cada profissional desempenhar sua função no processo de trabalho coletivo, no qual os membros compartilham atos privativos e informações[8].

A equipe multiprofissional tem sido avaliada como alternativa diante da crescente especialização na saúde, que tende a aprofundar o conhecimento e distanciar os profissionais com as mais distintas capacitações[3]. Todavia, ainda se enfrentam dificuldades para superar as diferenças técnicas e de valoração social dos trabalhos especializados, com a recomposição dos diferentes processos de trabalho que integram e preservam as diferenças e especificidades, garantindo a autonomia de cada profissional[4].

No trabalho em equipe, tipicamente, há três concepções distintas quanto à autonomia técnica. Na primeira, o profissional trabalha com a noção de autonomia plena, buscando alcançar o mais amplo espectro de independência na execução de suas intervenções. Na segunda, o profissional ignora a sua própria tomada de decisão para basear as ações no coletivo. Já, na terceira, ele aprende o caráter interdependente da autonomia técnica do conjunto dos agentes. A última visão é a que propicia a melhor relação de interdependência quanto ao julgamento e à tomada de decisão de outro agente, dada a complementaridade dos trabalhos especializados[3].

O trabalho em equipe exige uma construção coletiva direcionando as ações. Para isso, a formação e a sustentabilidade dessas equipes são baseadas na troca de informações e na busca do melhor plano terapêutico, colocando-se a cooperação como instrumento principal no processo de anamnese, traçando-se objetivos terapêuticos que contemplem de maneira personalizada as necessidades dos pacientes[1].

O trabalho cooperativo passa a ser a âncora dos processos, cabendo a cada profissional inserido nessa lógica refazer a visão do seu processo de trabalho e considerar que a equipe é o pilar que configura a relação recíproca entre as múltiplas intervenções técnicas e a interação dos agentes de diferentes áreas profissionais. Por meio da comunicação, ou seja, da mediação simbólica da linguagem, dá-se a articulação das ações multiprofissionais[9,10].

O grande desafio, então, é educar esses profissionais, habituados a ações extremamente específicas e idealizadas, para uma ação individual, considerando o impacto de cada conduta na proposta terapêutica dos outros profissionais envolvidos.

Podemos exemplificar essa situação focando em um paciente com o diagnóstico de doença de Parkinson. A orientação realizada pelo farmacêutico quanto à dosagem e aos horários da medicação, após a prescrição médica, influenciará diretamente na efetividade da fisioterapia. Esta deve ser realizada dentro do período de meia-vida de alguns medicamentos que controlam os tremores e diminuem a alteração tônica dos pacientes que apresentam a doença. Isso impacta também na rotina de atividades diárias, que podem ser orientadas pela equipe de enfermagem e assistência social, para proporcionar a melhor dinâmica nas atividades de vida diária desse paciente[1].

A multidisciplinaridade traz variadas disciplinas propostas simultaneamente, sem deixar transparecer diretamente as relações que podem existir entre elas[11,12]. A pluridisciplinaridade se relacionaria melhor à justaposição de várias disciplinas situadas geralmente no mesmo nível hierárquico e agrupadas para a visualização das relações existentes entre elas. Há cooperação, contudo, sem coordenação[11], o que ocorre com os encaminhamentos que, apesar de direcionarem o paciente a outro profissional indispensável em seu processo de tratamento, não permitem o contato entre esse grupo de profissionais ligados a esse paciente[12].

A interdisciplinaridade normalmente diminui o problema, pois permite que os profissionais interajam em um mesmo local de trabalho, facilitando a comunicação na proposta dos objetivos terapêuticos. No entanto, nessas situações normalmente há a necessidade de centralização das ações, o que cria um nível hierárquico com a coordenação advinda de nível superior[11]. Isso acaba permitindo que o saber desse líder prevaleça na coordenação e tomada de decisões dos outros profissionais.

O conceito da transdisciplinaridade, porém, permite a coordenação de todas as disciplinas e interdisciplinas centrada em um sistema de níveis e objetivos múltiplos, com sistemas comuns[11]. Para que essa configuração transdisciplinar exista, é necessário que todos os profissionais estejam reciprocamente situados em sua área de origem e na área de cada um dos colegas, discutindo pontos individuais de suas avaliações que permitam demonstrar pontos menos examinados em cada especialidade[12].

O trabalho multiprofissional em uma perspectiva transdisciplinar, porém, requer humildade e disponibilidade por parte de cada profissional, pois é, em suma, um movimento de reconhecimento de posições diferentes em relação a um mesmo objetivo[13]. Dessa forma, é necessário que cada profissional descubra interesses e tenha curiosidade pela área de seu colega. Quando uma equipe está reunida e deseja optar por um funcionamento transdisciplinar, é preciso que cada membro exponha suas ferramentas de trabalho, suas teorias, seu entendimento do caso, além de permitir a mesma exposição[12].

O principal objetivo da equipe transdisciplinar deve ser o de desenvolver, de maneira conjunta e integrada, ações preventivas e de promoção da qualidade de vida na comunidade, além de intervenções para recuperação e reabilitação da saúde, tanto na unidade de saúde quanto nos demais espaços comunitários, associando a atuação clínica e técnica às práticas de saúde na coletividade[14].

A organização do trabalho dessas equipes ocorre pela necessidade de se incluírem tecnologias em saúde que levem em consideração a integralidade, a complexidade dos objetos de intervenção e a intersubjetividade, com essas concepções trazendo mudanças tecnológicas na assistência e no cuidado. Não basta os trabalhadores interagirem cordialmente ou compartilharem uma situação de trabalho para constituírem a integração. É necessário um investimento na articulação das ações, preservando as especificidades de cada componente da equipe, e essa atitude requer o reconhecimento do trabalho do outro, pressupondo uma mais ampla concepção do processo saúde-doença[5].

A atuação das equipes multiprofissionais é uma realidade, principalmente para a fase terciária do processo saúde-doença. A reabilitação, com o aumento dos recursos tecnológicos, aumentou muito o número de pessoas que têm sobrevivido a doenças e traumas físicos, ampliando-se, consequentemente, a atuação dos profissionais em reabilitação. Assim, nas últimas décadas, grande ênfase tem sido dada ao impacto causado por uma deficiência ao bem-estar global do indivíduo. Mas, em vez de se enfocarem danos e prejuízos desencadeados por patologias, busca-se identificar e promover os recursos do paciente para sua reinserção social. Dessa maneira, a existência de serviços especializados constitui elo importante entre as necessidades individuais e a adaptação a um determinado sistema social. Por essa razão, o trabalho em equipe representa uma possibilidade de favorecer o processo de reabilitação, tal como concebido desde 1980[15].

Dentre as muitas estratégias adotadas pelas equipes para efetivar seu trabalho, destacam-se as reuniões de equipe para discussão de caso, nas quais se formaliza a comunicação grupal. De modo geral, essas reuniões se caracterizam por três condições: apresentação organizada do material e uso adequado do tempo; interação entre os membros de forma a haver entendimento mútuo dos objetivos e decisões do grupo; ou envolvimento de seus membros em esforços construtivos para solução de problemas[16].

Todavia, nem sempre a equipe é competente em trazer para discussão as informações pertinentes ao processo de tomada de decisão. A tendência a discutir e repetir mais a informação compartilhada do que aquela específica de cada categoria é destacada pela literatura especializada como uso precário dos recursos da equipe[17].

O compartilhamento de informações por meio da comunicação entre as equipes é indispensável para a tomada de decisão no contexto do trabalho em equipe, constituindo um processo complexo, em razão da diversidade de informações que devem ser processadas e negociadas para identificar possíveis cursos de ação e decidir qual deve ser tomado. Assim, a maneira como as pessoas tomam decisões e a forma como o grupo recebe essas tomadas de decisões são relevantes para entender o impacto potencial do trabalho em equipe nas decisões focalizadas no paciente e na equipe[17,18].

Em reabilitação, essas decisões envolvem vários passos, que incluem a obtenção de dados iniciais, determinação da natureza e gravidade dos problemas, predição de risco, estabelecimento dos objetivos da intervenção, desenvolvimento do programa e seleção de ações específicas, especificando o melhor programa indicado e monitorando a avaliação de resultados, reintegrando o indivíduo à comunidade e reavaliando a necessidade de novas intervenções, com reinício do processo decisório ou final do programa de reabilitação[19].

De acordo com Christensen e Abbott[17], a ocorrência de erros na situação de trabalho de equipe depende da junção de vários fatores, incluindo características como o tamanho do grupo, o viés individual, sua localização, a definição, o padrão normativo ideal e a natureza do processo de grupo.

A pesquisa de Borges et al.[5] apontou que, para os gestores, o trabalho em equipe atualmente ainda é falho por falta de recursos humanos e de cultura de atuação em equipe para introduzir e sustentar o trabalho interdisciplinar. Os autores afirmaram que a visão da saúde para muitos profissionais ainda é fragmentada, e isso dificulta a visão do todo, consequentemente impossibilitando a realização de ações mais ampliadas, que caracterizam as equipes interdisciplinares.

O trabalho das equipes ainda precisa de alinhamento para mostrar o impacto de sua implementação. Khan et al.[6] realizaram uma revisão sistemática sobre os benefícios da constituição de equipes multidisciplinares na reabilitação de pacientes que sofreram traumas múltiplos. Eles observaram que, independente do tempo de intervenção, terapêutica e componentes da equipe, os pacientes que tinham atenção de múltiplos profissionais integrados mostraram aumento significativo na qualidade de vida, apesar da complexidade do tratamento.

Com o objetivo de determinar a efetividade do treinamento das equipes multidisciplinares na organização de atendimento, Kirschbaum et al.[7] criaram um protocolo com seis passos, incluindo pesquisa pré-treinamento das atitudes organizacionais, sessões de simulações das situações diárias, treinamento de ações organizacionais e entrevista pós-treinamento para nova pesquisa das atitudes organizacionais. A conclusão dos pesquisadores apontou que o treinamento é o modo mais efetivo para criar a comunicação que propicia a integração das equipes multidisciplinares.

Com relação às características dos grupos, eles podem diferir quanto à quantidade e ao tipo de treinamento que receberam, assim como relativamente às características demográficas, tais como gênero e histórico sociocultural. Além disso, o *status* de cada membro, definido como o valor ou prestígio dentro do grupo, conforme percebido pela própria pessoa e pelos outros, não pode ser ignorado, uma vez que pode gerar diferenças na troca de informações. Membros com menor *status* em uma equipe podem comunicar menos informações durante as discussões do que membros com maior *status* e, consequentemente, terão menos influência nas decisões do grupo[16].

Considerando todas as variáveis que interferem na formação e manutenção das equipes multiprofissionais, Thistlethwaite[20] observou que a educação interprofissional é a força motriz da mudança social e psicológica necessária para a atuação integral das equipes, mas frisou que a colaboração de dois ou mais profissionais melhora a qualidade de vida dos pacientes, otimizando os resultados do tratamento para os pacientes, os familiares e a comunidade que recebe esse tipo de intervenção.

REFERÊNCIAS

1. Ferreira RC, Varga CRR, Silva RF. Trabalho em equipe multiprofissional: a perspectiva dos residentes médicos em saúde da família. Ciênc Saúde Coletiva. 2009;14:1421-8.
2. Rezende M, Moreira MR, Amâncio Filho A, et al. A equipe multiprofissional da 'Saúde da Família': uma reflexão sobre o papel do fisioterapeuta. Ciênc Saúde Coletiva. 2009;14:1403-10.
3. Peduzzi M. Equipe multiprofissional de saúde: conceito e tipologia. Rev Saude Publica. 2001;35:103-9.
4. Uchôa AC, Vieira RMV, Rocha PM, et al. Trabalho em equipe no contexto da reabilitação infantil. Rev Saúde Coletiva. 2012;1:385-400.
5. Borges MJL, Sampaio AS, Gurge IGD. Trabalho em equipe e interdisciplinaridade: desafios para a efetivação da integralidade na assistência ambulatorial às pessoas vivendo com HIV/Aids em Pernambuco. Ciênc Saúde Coletiva [online]. 2012; 17:147-56.
6. Khan F, Amatya B, Hoffman K. Systematic review of multidisciplinary rehabilitation in patients with multiple trauma. Br J Surg. 2012;99(Suppl 1):88-96.
7. Kirschbaum KA, Rask JP, Brennan M, et al. Improved climate, culture, and communication through multidisciplinary training and instruction. Am J Obstet Gynecol. 2012;207:200-7.
8. Brasil. Ministério da Saúde. Departamento de Atenção Básica. Guia prático do programa de saúde da família. Brasília: Ministério da Saúde; 2001.
9. Dijkstra HP, Pollock N, Chakraverty R, Alonso JM. Managing the health of the elite athlete: a new integrated performance health management and coaching model. Br J Sports Med. 2014;48(7):523-31.
10. Peduzzi M. Equipe multiprofissional de saúde: a interface entre trabalho e interação. [dissertação]. Campinas, SP: Universidade Estadual de Campinas; 1998.
11. Japiassu H. Interdisciplinaridade e patologia do saber. Rio de Janeiro: Imago; 1976.
12. Iribarry IN. O diagnóstico transdisciplinar como dispositivo para o trabalho de inclusão. In: Batista CR, Bosa C, organizadores. Autismo e educação: reflexões e proposta de intervenção. Porto Alegre: Artmed; 2002. p. 73-91.
13. Caon JL. Da existência analfabética à existência analfabetizada. Rev GEEMPA. 1998;6:37-70.
14. Oliveira HM, Moretti-Pires RO, Parente RCP. As relações de poder em equipe multiprofissional de saúde da família segundo um modelo teórico arendtiano. Interface. 2011;15:539-50.
15. Straub R. Psicologia da saúde. Porto Alegre: Artmed; 2005.
16. Queiroz E, Araujo TCCF. Trabalho de equipe em reabilitação: um estudo sobre a percepção individual e grupal dos profissionais de saúde. Paidéia (Ribeirão Preto) [online]. 2009;19:177-87.
17. Christensen C, Abbott AS. Team medical decision making. In: Chapman GB, Sonnenberg FA. Decision making in health care: theory, psychology and applications. Cambridge, UK: Cambridge University Press; 2000. p. 267-85.
18. Cook G, Gerrish K, Clarke C. Decision making in teams: Issues arising from two UK evaluations. J Interprof Care. 2001;15:141-51.
19. Lemieux-Charles L, McGuire WL. What do we know about health care team effectiveness? Review of the literature. Med Care Res Rev. 2006;63:263-300.
20. Thistlethwaite J. Interprofessional education: a review of context, learning and research agenda. Medl Educ. 2012;46:58-70.

Índice Remissivo

A

Atividade eletromiográfica durante
  backhand, 49
  forehand, 50
  saque, 52
Atletismo: lesões na corrida, 81
  calçado de corrida e padrão de aterrissagem do pé no solo, 87
  lesões relacionadas à corrida
    fatores de risco, 86
    prevenção, 86
  reabilitação e principais lesões relacionadas à corrida, 81
    fascite plantar, 83
    lesão muscular, 85
    síndrome
      da banda iliotibial, 85
      do estresse medial da tíbia, 83
      femoropatelar, 84
    tendinopatia do tendão
      calcâneo (Aquiles), 82
      patelar, 82
Atrofia de quadríceps, 2
Avaliação
  cardiológica, 9
    adaptações cardíacas em atividade desportiva contínua, 12
      alterações
        da anatomia cardíaca, 14
        da condução elétrica do coração, 12

avaliação cardiovascular para o atleta, 9
  ecocardiodoppler, 11
  eletrocardiograma (ECG), 10
  teste ergométrico, 10
 fatores predisponentes para morte súbita cardíaca em atletas, 14
fisioterápica no esporte, 19
ortopédica do atleta, 1
  inspeção
    dinâmica, 1
    estática, 1
  manobras especiais, 3
    coluna, 3
    joelho, 5
    ombro e cotovelo, 4
    punho e mão, 7
    quadril e púbis, 5
    tornozelo e pé, 6
  mensurações, 2
  palpação, 2
  pesquisa das mobilidades passiva e ativa, 3

B

Bandagem funcional para suporte de arco plantar no tratamento da fascite plantar, 84
Basquetebol, 91
  biomecânica dos gestos esportivos mais comuns no basquetebol, 92
  características, 92
  histórico, 91
  lesões no basquetebol, 93
    classificação das lesões, 94
      agudas ou traumáticas, 94
      crônicas ou por sobrecarga, 94
    epidemiologia das principais lesões do basquetebol, 96
      entorse de tornozelo, 97
      lesões
        na cabeça e face, 98
        na coluna, 97
        no joelho, 97
        no ombro, 97
        nos punhos, mãos e dedos, 98
    fatores predisponentes, 95
      extrínsecos, 95
        duração e intensidade da atividade esportiva, 95
        posição do jogador, 95
        tipo de calçado, 95
        tipo de piso, 95

intrínsecos, 95
    condicionamento físico e técnico, 95
    gênero, 96
    psicológicos, 96

C

Capoeira, 101
  efeitos da prática, 104
  lesões e disfunções, 104
  mecanismos de lesão, 106
Cartilagem articular, seu desgaste e tratamento clínico em atletas, 25
  cartilagem articular, 25
    condrócitos, 26
    matriz extra-articular, 26
      água, 26
      colágeno, 26
      proteoglicanos, 27
    organização estrutural, 25
  esporte e osteoartrose, 28
  homeostase cartilaginosa, 27
  quatro pilares do tratamento clínico, 28
    exercícios aeróbios e não aeróbicos, 29
    fisioterapia motora, 30
    perda de peso, 29
    tratamento medicamentoso, 29
Células-tronco e exercício, 119
  célula-tronco
    embrionária, 119
    somática (adulta), 119
    tipos de, 120
      CEC: célula endotelial circulante, 120
      EPC: célula progenitora endotelial, 120
      HSC: célula-tronco hematopoética, 120
  exercício físico, 121
  mobilização das células-tronco, 121
  perspectiva, 122
  terapia celular, 120
Classificação dos esportes de acordo com a intensidade do exercício e tipo de contato, 20

D

Distúrbio de condução do ramo direito, 13

E

Estresse em varo, 7

Exercícios nórdicos para prevenção de lesão dos músculos isquiotibiais, 86
Extrassístole ventricular isolada, 11

F

Fases da braçada na natação, 66
Fisioterapia no tênis, 45
   biomecânica, 47
      backhand, 48
         com duas mãos, 49
         com uma mão, 48
      forehand, 50
   equipamentos, 47
     bola, 47
     equilíbrio da raquete, 47
       equilibrada, 47
       peso
         na cabeça, 47
         no cabo, 47
     raquete, 47
     tipos de pisos, 47
       carpete, 47
       grama, 47
       hard court, 47
       saibro, 47
   fundamentos, 46
     backhand, 46
     forehand, 46
     lob, 46
     saque, 46
     slice, 46
     smash, 46
     voleio, 46
   história
     no Brasil, 45
     no mundo, 45
   lesões, 52
     principais, 52
       cotovelo, 53
       fratura por estresse, 58
       joelho, 56
       lesões musculares, 59
       lombar, 54
         dor
           aguda, 54
           crônica, 54
           subaguda, 54

        ombro, 52
        quadril, 55
           bursite trocantérica, 55
           impacto femoroacetabular, 55
        tornozelo, 57
    regras, 46
        jogo, 46
        pontos, 46
        quadra, 46
Forças do meio líquido que atuam no nadador, 64
Futebol, 33
    estatísticas, 34
    fisioterapia e atualidades, 35
    jogo e lesões, 33
    prevenção das lesões, 34

I

Incidência de lesões, considerando a localização, por gênero
    em membros inferiores, 96
    em membros superiores, 96
Incidência e prevalência das principais lesões musculoesqueléticas relacionadas à corrida (LMRC), 82
Inspeção estática da coluna, 4

L

Lesões agudas mais comuns no basquetebol, 94

M

Meios de contato do pé no solo, 87

N

Natação, 63
    biomecânica da natação, 64
    epidemiologia das lesões na natação, 65
    lesões e disfunções
        na coluna vertebral, 68
        no ombro, 65
        no quadril, coxa e joelho, 69
    mecânica dos fluidos, 63
    tratamento fisioterapêutico, 69
Nomenclatura oficial dos movimentos de capoeira, 103

O

Onda T invertida, 13

P

Padrões de aterrissagem do pé, 88

Q

Quatro varreduras básicas dos braços utilizadas por nadadores de competição, as, 65

S

Sumário de estudos que avaliaram o efeito do exercício físico nas células-tronco, 121

T

Terapia por ondas de choque e com plasma rico em plaquetas, 113
    plasma rico em plaquetas, 115
    terapia por ondas de choque, 113
Teste
    de Adams, 4
    de gaveta
        do joelho, 6
        do tornozelo, 7
    de Jobe, 5
    de Lachman, 6
    de Lasègue, 4
Tipos de lesões mais frequentes no voleibol, 74
Tratamento interdisciplinar, 125
Triathlon: o esporte e suas lesões, 37
    considerações médicas, 38
    principais lesões
        no *triathlon*
            durante a corrida, 41
            durante o ciclismo, 40
            na natação, 39
        que acometem o triatleta, 38

V

Voleibol, 73
    condromalácia patelar, 74
    entorse(s)
        de joelho e rotura meniscal, 76
        do tornozelo, 74
        luxação de falanges e, 76
    fascite plantar, 76
    hérnias e protrusões discais, 75
    intervenção fisioterapêutica, 77
    lombalgia, 75

tendinopatia
    do tendão calcâneo, 76
    patelar, 74

W

Wolff-Parkinson-White, onda delta circulada, 10